老医甲子医验

——朱炼之六十年学术经验集

编　著　朱炼之

整　理　钱　菁

中国中医药出版社
·北京·

图书在版编目（CIP）数据

老医甲子医验：朱炼之六十年学术经验集 / 朱炼之编著；钱菁整理 . —北京：中国中医药出版社，2015.10
ISBN 978-7-5132-2741-4

Ⅰ . ①老… Ⅱ . ①朱… ②钱… Ⅲ . ①中医学—临床医学—经验—中国—现代 Ⅳ . ① R249.7

中国版本图书馆 CIP 数据核字（2015）第 206405 号

中国中医药出版社出版
北京市朝阳区北三环东路 28 号易亨大厦 16 层
邮政编码 100013
传真 010 64405750
廊坊市三友印务装订有限公司印刷
各地新华书店经销
*
开本 880×1230 1/32 印张 6 彩插 0.5 字数 144 千字
2015 年 10 月第 1 版 2015 年 10 月第 1 次印刷
书号 ISBN 978-7-5132-2741-4
*
定价 35.00 元
网址 www.cptcm.com

如有印装质量问题请与本社出版部调换
版权专有 侵权必究
社长热线 010 64405720
购书热线 010 64065415 010 64065413
微信服务号 zgzyycbs
书店网址 csln.net/qksd/
官方微博 http: //e.weibo.com/cptcm
淘宝天猫网址 http: //zgzyycbs.tmall.com

内容提要

　　朱炼之（1925–2011），生前是海宁市中医院名誉院长、主任中医师。1952年发起创建"硖石中西医联合诊所"（后扩建为海宁市中医院），从医60多年，悉心探索中西医结合之路，传承中医精华，为海宁中医药事业的发展做出了突出贡献，1997年被浙江省人民政府授予"名中医"称号。擅长治疗时证与内科各类慢性病，在慢性病中长于"肝胆脾胃"的证治。朱炼之积累数十年实践体会，曾在专业杂志发表论文十余篇。

　　本书主要整理了朱炼之先生的临床经验和学术思想，以及20世纪70年代钱菁跟随朱炼之先生学习时的医案，体现出了老一辈中医人认真的工作态度和严谨的治学精神。

风骨长存忆业师（代序）

一

在业师朱炼之先生诞辰 90 周年之际,《老医甲子医验——朱炼之六十年学术经验集》将由中国中医药出版社正式出版。作为学生,总算是为先生献上了一份最纯真的礼物。诚惶诚恐之心犹如学医之初向先生上交第一篇临诊随感时的心情一样,紧张地等待着老师的批复。而这一次我知道已经永远看不到先生那一手漂亮的颜体,在我稿子上一字一句地点评而留下的真知灼言。先生严谨的作风认真到哪怕是一个标点的错误,也会改正或注明,所以每次写文章交给先生时都会有一种忐忑不安的心情。这次,我只能在整理先生文案时,将先生这种一丝不苟的精神贯穿其间,要求同事在选文选案时一定要做到认真仔细,以此告慰先生在天之灵。

我于 1975 年高中毕业以后,在社会上闲逛了一年。那是一个没有任何继续读书机会的年代,由于哥哥下乡,我得到了一个可以分配工作的机会。在可以选择去工厂或医院时,我毫不犹豫地选择了医院,由组织分配到了当时本地最有名望的老中医朱炼之处学习中医。有幸成为中国历史上师徒传承式培养出来的最后一批中医，应该算是末代的中医学徒了。那种私塾式的教育，一位老师仅对几个学生的授课，类似今天的硕士、博士式教学。每周上午随诊抄方，每周两到三个下午由先生亲自讲课，从《内经》《伤寒论》等经典到金元四大家，再到叶天士、王孟英等温病学派。先生在当地以及周边地区的知名度非常高，一个上午要看四五十号病人，吃午饭到下午一点钟是经常的事。晚上是我们自学，要求每天写学习心得及临诊随感。至今，我仍然非常怀念和留恋这种已经不再存在的中医师徒传承的教学方式，也依然坚信中医的传承离不开这种传统教学方式的培养，更希望有一天我们的政府能把中医师的培养重新回归到这种极其有利于中医生存与发展的教学方式上来，最起码是学院制和学徒式两种方式的并存。几千年来，中医就是这样一代又一代传承下来的。各种流派的竞争融合，各种名医家族代代相传，促使中医学术的延续和繁荣。先生经常讲到，考中医的大学生要从理科生中录取，设计上本身就是对中医的一种误解，自古以来，优秀的中医大多是由儒入医，儒医兼通，这是中医本身特殊的内涵所决定。

　　穿上白大褂，上班的第一天，侍诊之余，先生给了我一本已经翻得很旧的《古文观止》，目录上已经圈好了要背诵的几篇经典文章，说道："学中医首先要打好国学基础，要通儒才能达医。"要我平时多花些时间，补上国学基础。先生知道，我们这一代人在教育上的缺失，是学习中医的先天不足，在以后的几年里，先生常在诊余给我们讲《论语》，讲怎样做人，讲做一个好医生，临诊时必须做到"非礼勿言，非礼勿闻，非礼勿问"。讲《老子》的虚心无为而治，讲唐宋八大家，讲晚清、民国名医的文学才华逸事，讲到兴致之处，会把古人精彩的文字大段大段地背诵。在学生的记忆中，先生仙风道骨式的儒雅、谦谦君子式的博学，似乎在现代社会中已经很难见到了。先生为人一丝不苟，治学严谨认真，平时不苟言笑，威然而严肃，要求我们抄方时，不能写错别字，药名的道地炮制不能省略，尤其是患者的姓名是绝对不能写错，这是对患者的尊重。这些最起码的要求，今天的医生都已很难做到了。

先生（1925—2011）名锐，字炼之，乃"锐者，炼之"之意，以字行。出生于浙江海盐石泉镇的一个中医世家，先祖以医名噪乡里。在兵荒马乱、疫病流行的年代，父亲还是为他选择了悬壶济世的医生职业，命其继祖业，习医术，为民疗疾。少年随海盐名儒陆凤书习医，陆凤书为晚清名医金子久门生，精经史诗词，尤精医理，儒学、医名均重乡里，先生曾言道，陆师学识渊博，人称"二脚书橱"，于书无所不晓。随陆凤书习医期间，先生好学不倦，孜孜不及，打下了很深厚的国学以及中医经典的基础。启蒙后，父亲旋又送去上海随嘉兴名医朱斐君先生，专攻内科。朱斐君乃浙北名医，时称"朱一帖"，在上海朱氏门下，先生刻苦钻研几乎到了废寝忘食的程度。在花花世界的大上海，几年中，先生不曾出去看过一部电影。侍诊期间，接触到了大量的常见病和时行温热之病。于1944年抗战胜利前夕，悬壶于海宁硖石镇。开业不久，遇到一富室之妻，患温热病，硖石诸医均告不治，病家抱以一线希望延请这位上海学医回来开业不久的年轻医生一试。面对奄奄一息的病人，先生临危不惧，气定神闲，辨脉诊舌，闻气息，甚至察看排泄物，再观前医处方，已用遍参术羚犀，似乎回天乏术，先生认定病属湿温胶着，蒙扰清窍所致，坚信尚有救治希望，抱着初生牛犊不畏虎的信心，决意一试，开出处方一剂，嘱家属明天以观后效再来复诊。当天晚上，先生连夜坐夜班火车赶到上海，半夜敲开老师的门，征询下一步治疗方案，朱斐君先生为深夜来访的学生之精神所感动，认真听取汇报，细读处方用药，嘱学生明天再加大石膏用量即可。讨教后，先生又于凌晨坐火车返回硖石，第二天上午，再去诊治病人，按老师的指点，3天后患者逐渐恢复。从此，这位年轻的医生在海宁站稳了脚跟，几年以后便是硖石镇上业务最好的医生之一。新中国成立初期，先生毅然放弃优厚的收入，游说镇上各大中西名医，组建了海宁首家集体所有制的硖石中西医联合诊所（即海宁市中医院的前身）。在制定参加人员工资时，当时以业务多少定薪，最年轻的先生因业务最忙而以每月115元的最高工资获得全体认可，在当时是相当于大学教授的工资水平了。从此以后，先生在繁忙的诊疗之余，还要从事大量的社会活动，发动群众大搞爱国卫生运动，灭钉螺，搞血防，带学生，办教育，把一生贡献给了自己为之终身追求的中医事业。历任硖石中心医院副院长，海宁市中医院副院长、名誉院长，农工民主党海宁主任委员，海宁市人大副主任等职。不管政务工作有多繁忙，先生从不间断门诊、查房、教学。晚年的先生更是爱院似家，以院为家，每天会来医院转上一圈，看着欣欣向荣、日益发展的中医院，常会发出由衷的赞叹。

　　"文革"期间，先生蒙受不白之冤，被打成"反动学术权威"，抄家、游街、批斗，受尽污辱和折磨，最可惜的是一批珍贵书籍、手稿抄本被抄或付之一炬。自己也被扫地出门，被迫离开自己一手创办的联合诊所，发配到了狮岭乡下的一个小诊所。在农村，他照样以自己精湛的医术为农村病人服务，与广大农民打成一片，深得农民的信任。在他晚年时，我曾问先生："您生活自理能力很差，原来全是师母照料，一个人在农村，蜷缩在破旧的农村小屋，当时的社会现状又看不到任何希望，有没有绝望过？"他给我讲了这样一则真实的故事：1967年冬天，他回家取衣，第二天遇上大雪，天蒙蒙亮他要赶路，必须赶在上班之前回到诊所，冒着寒冷，顶着风雪，黑暗中步履蹒跚地一步一步行走，每走一步都有滑倒的危险，要走六七里泥泞的农村小道，在走过一座破危的小桥时，不慎一滑，差点掉入河中，当时的他，真的有点绝望，想一头栽入河中，一了百了算了，但又不甘心就此结束自己的生命。此时正好有一位赶早市的农民过桥，叫了他一声，朱医生，早啊，要快点了，诊所已经有很多病人在等你了。这位农民很热心，扶着他走到诊所。走进诊所，看到这些患者期盼的眼神，看到如此纯朴而善良的农民，他又看到了希望，坚信共产党一定有办法，让我们的国家走出困境。先生长期的胃病也是在这段时期留下的根源。尽管个人处境艰难，但在以后的日子里他从来没有动摇过对党、对国家的坚定信念。三中全会以后，恢复了先生的一切待遇，枯木逢春的先生，又以旺盛的精力，全身心地投入到临床、教学、社会、政治等各项工作中，为中医院集体所有制转为全民所有制，为联合诊所升格为海宁市中医院，为基本建设的筹资等呼吁奔走，竭尽全力。

三

先生治学严谨，博学广闻，一生读书不辍，临诊不停。对《黄帝内经》的主要篇目、经典条文烂熟于心，出口成文，尤服膺于李东垣之脾胃学说和朱丹溪之阴常不足论，对温病学派之叶天士、王孟英推崇备至，对金之久《问松堂医案》则手不释卷。以"圣人不治已病治未病"为口头禅，常言"能不药而治方为上工"。而一旦得病，尤其久病杂症，则非常重视"后天之本"脾胃之旺衰，所谓"杂症久病重脾胃"，在对老年危重症的诊疗时，先生常以"胃气"存亡以决生死，谓"饮入于胃，游溢精气，上输于脾，脾气散精，上归于肺"，胃气已绝，人焉能得救乎？每以此断生死则常有效验。在先生医案中，最后一二味药物大多为养胃和胃之药，先生常云："每遇杂症久病，即使虚者应补之例，也常于补气养血、滋阴润肺等方中适当佐入消化疏运之品，如焦三仙、陈皮、鸡内金之类。"在慢性病的治疗中，先生举例说：经常见到高热或呼吸系急性炎症，经一周以上大量西药抗炎治疗，主症虽缓解但食欲已一蹶不振，这亦属于中医所谓"苦寒之药有伤胃气"之范畴。因此，凡临诊用药，寒热温凉之剂，均以兼顾养胃为要。尤其是危急重症，只要胃气不绝，终有可救之希望。

先生处方用药极其严谨，常言道"用药如用兵"，治好一个病人，跟打赢一场战争是一样的道理，用药君臣佐使犹如用兵布阵列队，丝毫不能有差错，在药物配伍与剂量上必须反复斟酌，对于急性重病或虚脱危候，必投药专量重猛剂，才能挽救于俄顷，但对内科杂症及老年患者，无论何种疾病，治法或汗或泻，或清或温，或补或消，处方用药，总宜平和为贵。综观先生医案，配方严谨，大多在古人验方上加减增添，药味很少，基本上9~12味药物，剂量很轻，一般在一钱至三钱之间。先生常告诫：处方用药，不在多而在精，用量不在重而在轻灵，犹精兵轻辎，往往能克敌制胜。先生常用孟子"今夫水，搏而跃之，可使过颡"之论，比喻用药如过猛，反使药性逆而不顺，非但无益反而有弊。尤其是对慢性杂病用药，主张徐图收效，俟其水到渠成，遵循《内经》"谨察阴阳所在而调之，以平为期"，切忌急躁，毋使过之，过犹不及。

先生常告诫学生"业精于勤，荒于嬉"，在学生的印象中，他不苟言笑，严肃而威然。临诊之余，手不释卷；言谈之中，人生哲理，礼义廉耻，每每触类旁通，点到为止。先生对学生的要求极严，从辨证论治的缜密，遣方用药的认真，到人品修养，乃至医患沟通的技巧，一一教导。他为人严谨认真的作风对我的一生都有很大的影响，无论在以后所从事的诊疗工作，还是管理工作中，严谨、较真、执着和好学的个性，先生给我的烙印太深刻了。

最后，要感谢整理组的全体同仁，利用休息时间，收集资料，整理医案，埋头苦干；感谢孙伟主任所写的一篇感人至深的回忆散文，特收录于后；感谢先生的女儿褚玉女士给我提供了不少资料；感谢浙江省名中医、省立同德医院陈勇毅副院长帮助联系出版事宜，使此书能在先生诞生九十周年之际顺利出版。

钱　菁

2015 年 5 月 4 日于冷闲斋

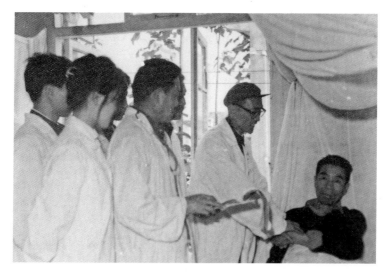

中年时代的朱炼之

摄于20世纪70年代，朱炼之（站立者右一）指导查房

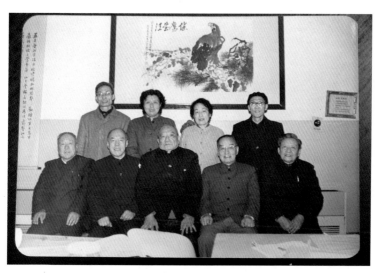

朱炼之与何任等名老中医合影

摄于20世纪90年代，后排右一为朱炼之

姓名 莫雅芳　性别 女　年龄 劳　单位或地址 丁桥镇三官里

门诊 4399 97

膏方门诊处方

朱炼之处方

摄于20世纪90年代

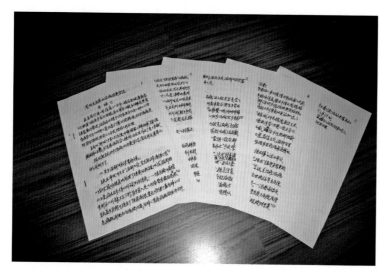

朱炼之手稿

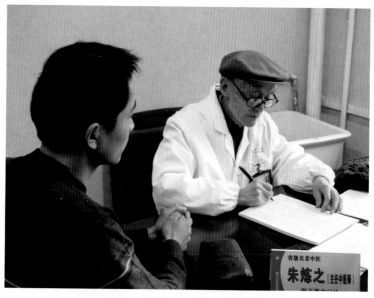

85 岁时，朱炼之在海宁市中医院出门诊

摄于 2010 年

目
录

上篇　医稿存真

1

下篇　验案采菁

上篇 医稿存真

一、医理探赜

湿温邪恋气分刍议

湿温为《难经》提出的广义伤寒之一，是外感温热病中的一个常见病，它的特点是发病缓慢，病势缠绵，病程较长，证情复杂。叶天士在《外感温热篇》中关于湿温的辨证施治，论述颇详。吴鞠通师承叶氏，在他所著的《温病条辨》中，更是条分缕析，而雷少逸的《时病论》对此证的论述，亦有所发挥。雷氏强调湿温证与一般的湿热证不同，他说："断不可混湿温为湿热，理当分列'湿热''湿温'为二门。"并认为"湿热证可包括杂病之肿满、黄疸、淋浊等，绝不同于时令之湿温"。这些分析，颇有见地。今就个人认识，提出刍荛小议。

1. 湿温证的病因病机

吴鞠通说："湿温者，长夏初秋，湿中生热，即暑病之偏于湿者也。"薛生白说："太阴内伤，湿饮停聚，客邪再至，内外相引，故病湿热。"（实指湿温）雷少逸说："考其致病之因，良由湿邪居于气分，酝酿成温，尚未化热。"可见，大多医家认为本证发于雨湿较盛季节，感受时令湿热之邪，留恋气分而形成。但临床实践证明，四时皆可患湿温，不是长夏新秋所独有。吴氏亦明确指出"长夏、深秋、冬日同法"。可见，古今医家的认识是一致的。

湿温的病变重心，是在中焦脾胃。章虚谷说："湿土之气，同类相召，故湿热之邪，始虽外受，终归脾胃。"但薛雪则谓："中气实则病在阳明，中气虚则病在太阴。"其实，就湿温的性质而言，无非湿重于热，或热重于湿，均属中焦实证。无非是初起阶段，湿中蕴热，多反映湿重于热，随着病程的进展，湿渐化热，就会出现热重于湿的证候。正如叶氏所说："在阳旺之躯，胃湿恒多；在阴盛之体，脾湿亦不少，然其化热则一。"这是湿温证发展的必然规律。我们不能拘泥于湿重于热，就可按"虚则太阴"，甚至章虚谷引申的"阳气虚则随湿化而归太阴"来理解。如果对这一病机概念认识不清，容易给治疗带来一定的困惑。

2. 湿温邪踞气分的证候特点

湿温证的病变重心在中焦脾胃，故脘腹痞闷、纳呆、肢体困倦、口淡、口苦、口腻、渴不多饮、小溲赤少、腹部按之灼热等为临床必具之特征。而大便或泻或秘，则可因疾病的发展变化而不同。

在病程中，由于湿热浊邪蒙扰清窍，叮出现神志时清时糊，偶有谵语的现象，必须与邪陷心包的神昏谵语相鉴别。否则，过早进服安宫牛黄、紫雪、至宝，反致偾事。

个人认为，要掌握湿温邪踞气分的证候特点，主要还应从热型、舌苔、脉象的变化中寻求之。

（1）热型

湿温证，每有朝轻暮重之特殊热型。吴鞠通称其"午后身热，状若阴虚"，临床上确实如此。凡见此热型，必须与阴虚潮热相鉴别，这是关键所在。多数患者往往发热有汗不解，初起可兼恶寒、头重或痛；三五日后可发展为但热不寒，下午热度高达 39℃ ~ 40℃。有的可出现似疟非疟的热型。

（2）舌苔

湿温邪踞气分，舌苔必现白腻，或兼黄，或兼灰浊，或黄腻厚浊满布，或白腻罩黄而糙，且中心焦黑。舌质多数色红，尖部常可见到芒刺。芒刺之隐显，亦属邪热轻重辨别的关键。我们不能一见芒刺，就认为邪热炽盛或入营而猛投寒凉清营之剂。

（3）脉象

湿温证，脉象一般为濡数。当其热盛时，亦可出现洪数；气阴素虚之人，可见到细数。至于高热反见濡缓之脉，临床上亦屡见不鲜。我们不能一见脉象濡缓，就偏用温化助热之方。

3. 湿温治疗概要

（1）初起兼表邪者，豆豉、豆卷、防风、羌活可选用一二，并加入藿朴胃苓汤（有豆豉）或三仁汤内，不必拘泥于湿温"禁汗"之诫。何况初起参用轻剂辛散透表，并不属于大汗之列。

（2）表邪已解。临床表现湿重于热者，"宣气畅中，芳化渗泄"是其主要治法。但在此时，如适当佐入苦寒清热解毒之品，亦属重要。

（3）对于热重于湿或病程已届极期，治法必须重剂苦泄。但不宜过于寒凉，应在苦寒清热方中稍佐芳化湿浊之品。务必注意湿与热两个方面，不可偏废。

（4）湿温浊邪蒙扰清窍，导致神志时清时糊，偶有谵语。

治法宣窍化浊、苦寒清泄，菖蒲郁金汤为首选方剂，但临床实际总嫌药力不足。我以往遇到此证，即加用万氏牛黄清心丸，清心而无引邪深入之弊。加用目的，是在先安未受邪之地。

总之，湿温邪郁中焦，气机阻滞，升降失常，乃本病病机之特点，故"流通气机，分消上下"应作为治疗湿温邪踞气分的主要法则。

4. 几点肤浅看法

（1）本文没有全面论述湿温证发展变化的全过程。根据个人实践体会，明确湿温病因病机、掌握邪恋气分的证治要点，是治疗湿温证的关键所在。这个阶段，如能得到及时分解，对于截断湿温证的变化发展，具有积极意义。

（2）对于叶氏在湿温证论治中指出"舌苔或白不燥，或黄白相兼，或灰白不渴，慎不可乱投苦泄"之说，应当正确理解。个人认为苦寒之药如黄连、黄芩、黄柏、栀子等味，都有清热燥湿，苦从下泄的作用。即使临床表现湿重于热，如果早用一些苦寒之味，未必造成寒凉碍湿之弊。况叶氏告诫后学用苦泄要"慎"，"不可乱投"，并不意味断不可用。湿热邪恋气分之时，芳化固然重要，苦寒亦可适当早用，以便尽可能地改变一贯认为的湿温证病势缠绵、病程较长这个规律，以利缩短病程，加速治愈。

（3）湿温证"易发白㾦"的问题。过去由于护理不当，在发热过程中出汗以后，未能勤换内衣，所以往往郁发白㾦，根据叶氏经验，可从白㾦的荣枯中，测知气液之盈亏，确有实践意义。但目前临床上的白㾦已不多见（这是个人接触到的），因此个人认为"白㾦"这一特殊体征，在湿温证的发展过程中不必过分强调。

湿温是一个常见病，其发展变化的过程和其他温热病有所不同，但也有化燥伤阴，热盛动血，以及耗气伤阳的转归。到了这个阶段，就应权宜应变，切不可胶柱鼓瑟，刻舟求剑了。

王孟英温病学说一得

王孟英行医一生，积累了极其丰富的经验。尤对温病更能穷理探微，辑有《温热经纬》五卷，可谓集温病学之精粹，为后世做出了重大贡献。现仅就王氏对温病的传变学说，管见一得。

1. 关于温邪顺传胃腑说

王氏在评述叶天士"温邪上受，首先犯肺，逆传心包"一说时，简明扼要地阐发了传变的机理。他说："温邪始从上受，病在卫分，得从外解，则不传矣……惟包络上居膻中，邪不从外解，又不下行，易于袭入，是以内陷营分者为逆传也。"王氏并于实践中提出了"既有逆传，岂无顺传？盖自肺之心包，病机渐进而内陷，故曰逆；自肺之胃腑，病机欲出而下行，故曰顺"的创见。对叶氏所未论及"顺传胃腑"的病机，则十分婉转地说："天士虽未点出，而细绎其议论，则以邪从气分下行为顺，邪入营分内陷为逆也。苟无其顺，何以为逆？"以此来引申叶氏所未言。从这一点可以清楚地表明，王氏是十分推崇叶氏的。而对章虚谷以五行生克的观点来解释"逆传心包"的机理，未免牵强附会，王氏则力辩其非，责章氏"既乖本旨，又悖经文"。这种善于创新，敢于争鸣，而又自谦的精神，非造诣极深，业精学邃者，曷克臻此？

王氏"顺传胃腑"之说，实补天士之未逮，足以羽翼天士，可法可传。

我于1956年6月，曾治疗青年朱某。其患温病神呆不语，前医以"逆传心包"予清心开窍数剂未效，而来我院求治。询知病起7日，始则烦热，继而神呆不语、呼之不应、便结溲赤，诊脉濡缓，察舌黄腻垢浊。遂辨为湿温郁蒸气分，传于阳明，浊蒙清窍，与温邪逆传心包之证大相径庭。乃予小陷胸合菖蒲郁金汤加减出入，药3剂而神清语出，5剂而便通溲淡。连续治疗11天即愈。深感王氏温邪顺传胃腑之卓见，启迪后学，功莫大焉。

2. 关于伏气温病学

王氏除精究叶氏外感温病"卫之后方言气，营之后方言血……"的传变规律，同意章虚谷"先生于营卫中又分气血之浅深，精细极矣"的褒誉以外，同时明确提出了"伏气温病，自里出表，乃先从血分而后达于气分"的传变学说。王氏通过临床验证，认为伏气温病，"起病之初，往往舌润而无苔垢，但察其脉，软而或弦或数，口未渴而心烦恶热，即当投以清解营阴之药，迨邪从气分而化，苔始渐生，然后再清其气可也"。这些精识，实过前人。《内经》对于伏气学说论述较多，诸如"冬伤于寒，春必病温""冬伤于寒，春生瘅热"等说。王氏既遵经旨，又不囿于古训，而以临床客观存在的症状表现为依据，来阐明伏气温病的病因证治，将伏气温病与外感温病列为两大纲领，俾使温病传变的途径从理论到实践更趋完善。

1957 年 8 月，我曾治 8 岁女孩陆某。病甫 3 天，竟至壮热神昏、手足震颤、颈项强直，察舌干绛无苔，按脉细数无伦。辨证为邪热深伏少阴，阴液先受劫耗，肝风鸱张，心神受扰。经用大剂犀角地黄汤加味，3 天内鼻饲 6 剂，才得热势稍减，神志稍清，并下黑垢溏粪，臭秽不堪。续进增液清营泄热之方至第 6 天，舌始渐润，脉转弦滑而数，医治半月，邪热始获转出气分而解。

根据陆孩治案，益信王氏温邪自里出表，自血及气之论，是完全能够指导当前临床实践的。

杂症久病重脾胃　处方用药贵平和

凡人体患病有新久之分，受邪有轻重之殊，发病有缓急之别，在辨证施治中，对于急性病可以针对病情使用"八法"，一鼓作气，克邪制胜；而对于杂症久病和年老患者，则当以顾护"后天之本"为要务。如果忽视了脾胃这对关键脏腑，处方用药欲求满意的疗效，则恐比之"缘木求鱼"，难以达到目的。现就杂症久病必须重视脾胃，处方用药务宜平和的问题，陈述于下。

1. 杂症久病重脾胃

《内经》有关脾胃的生理活动，论述精辟。例如《灵枢·五味》说："胃者，五脏六腑之海也，水谷入于胃，五脏六腑皆禀气于胃。"《素问·经脉别论》："饮入于胃，游溢精气，上输于脾，脾气散精，上归于肺……"这些都生动地描述了脾胃在人体生理活动中的重要作用。当人在长期生活中，或因外邪，或因内伤，或因饮食劳倦，无论伤及何脏何腑，均可影响脾胃的输运与生化。所以治疗杂症久病，胃气有损之时，重视脾胃这对关键脏腑，是整体治疗中首应关注的。

历代医家对于脾胃论述颇多。金元时期李东垣著《脾胃论》，创补中益气、升阳益胃等法；清代叶天士则又创甘凉濡养胃阴之新见。华岫云在《临证指南医案》按语中引叶氏论"纳食主胃，运化主脾，脾宜升则健，胃宜降则和"，"太阴湿土，得阳始运，阳明阳土，得阴自安"。充分反映李、叶二氏在《内经》基础上对于脾胃生理活动和治法的论述得到相互补充和完善。后世医家，在临床实践中屡试不爽。

《内经》还强调"胃气为本""得谷则昌"，说明人之生命活动和受邪后治疗的成败与脾胃"后天之本"关系密切。试观陈可冀院士于21世纪80年代主编的《清宫医案》，有关"运用《局方》方剂治疗脾胃病的经验"（《上海中医杂志》1982年9月）中，不论其湿邪外浸，或浊饮内停，或肝郁乘脾，或脾气虚，或脾阴虚，其主方随证而施，但大多于方中佐入神曲、山楂、麦芽、陈皮之属，以助其运化之力。"清宫皇家"养尊处优，弱不禁风，且恣食膏粱厚味，故御医特别注重脾胃。当今社会，人民生活水平大大提高，近20年来，饮食结构明显改变，吃荤已较普遍，大多数人已由数千年"藜藿之体"逐渐转变成"膏粱之躯"。忽视这一生活现实，对于疾病就难以正确辨证，也无法做到因人制宜。《中医杂志》（1983年1月）曾发表江育仁老中医有关"脾健不在补，贵在运"的文章。江老说："运者有行、转、旋、动之义，皆动而不息之意。运与化是脾的功能；运者运其精微，化者化其水谷。"这虽然是他治小儿病的经验，但足可为治疗慢性病注重脾胃之重要参考。

　　我有鉴于此，每遇杂症久病，即使虚者应补之例，也常于补气养血、滋阴润肺等方中适当佐入消化疏运之品，如焦三仙、陈皮、鸡内金之类，务使"补而勿滞，凉而勿凝，温而不燥，消而不伐"，未见有妨碍或降低补益剂及温凉剂的疗效，相反有利于促进脾胃之受纳与运化，使治疗主证之剂更能发挥药效。尝见高热或呼吸系统急性炎症，经1周以上大量西药抗炎治疗，主证虽缓解而食欲一蹶不振，这恐亦属中医所谓"苦寒之药有伤胃气"之范畴。我曾治一病人，沈某，男性，52岁，因患肺癌，经手术切除并化疗、抗炎后，饮食难进，口干不思饮，大便如羊屎，形容枯槁，舌光无苔垢，脉象沉细而数。按辨证论治，应予甘凉濡润养胃一法。初诊给予叶氏养胃方，但服后觉脘胀而无好转，复诊于原方增入神曲、生谷麦芽、生山楂、生鸡内金、枳壳、陈皮具疏运流动之品，患者服5剂后渐觉脘舒，知饥而饮食渐进，精神渐振，从而使病躯得以暂安。又如肾炎之慢性者，久病气阴必伤，因而出现面无华色、头晕腰酸、入晚或有微热、易汗出、体乏神疲、尿检蛋白、红细胞长期不消失，理应予以滋养肾阴、甘温补脾，用知柏地黄丸加龟板、二至丸合理中汤加黄芪等治疗，但有不少患者服药数剂后即感食欲减退，于是在上述方药中辅以疏化之剂，使之既可药中病机，又能不碍脾胃之输运，往往收到较好的疗效。像这样的随证处理，不胜枚举。我省已故名医董浩曾谓："治疗慢性病必须注意调理脾胃。脾胃功能强，才能消化饮食和输布精微；也只有脾胃功能强，才有可能进一步发挥药物的治疗作用。"（《中医杂志》1983年11月）董老的经验，堪为后学之借鉴。

2. 处方用药贵平和

我临证 50 载，常在药物配伍与剂量上慎重斟酌，对于急性重病或虚脱危候，必投药专量重猛剂，才能挽救于俄顷，但对内科杂症久病及老年患者，无论何种疾病，治法或汗或泻，或清或温，或补或消，处方用药，总宜平和为贵。吾尝阅览焦树德所著之《用药心得十讲》和北京、上海、浙江不少著名老中医的临证经验，现已出版的"医案"和"医疗经验"中，都能反映老一辈对疾病辨证精确，处方熨帖，剂量平稳。例如近贤蒲辅周在辨证论治中均能以轻灵的处方，达到出奇制胜之境界。高辉远曾评价他"配方严谨，药味少，剂量小，同样收到较好的疗效"（《蒲辅周医案》）。蒲老常说："须知药物可以治病，也可以致病。"并认为"药味多，用量大，疗效作用就强，是一种偏见"。他又说："药必适量，不宜过大，既要避免杯水车薪，也不能药过病所。""人病了，胃气本来就差，药多了，加重其负担，反而影响吸收。"（《蒲辅周医疗经验》）以上这些谆谆告诫，是蒲老数十年临证经验之结晶。我服膺他金针度人之良言。在临证中，确曾不止一次地看到不少慢性杂病的处方，如党参、黄芪、熟地、阿胶等每日量超过常规剂量的 1 倍或 2 倍，且一方堆积较多补药。这类处方，暂服尚无大碍，然而多剂服用，病人未觉症状减轻，反致拒食不饥者不少。有的处方连麻黄质轻力峻之药也有用常规量的 1~2 倍者。殊不知慢性病大多虚实夹杂、多脏腑疾病并存，势难胜任重剂，也不可能达到"一剂知，二剂已"的想象效力。孟子曾有"今夫水，搏而跃之，可使过颡"之论（《四书集注·孟子篇》），当可比喻用药如过猛，反使药性逆而不顺，非但无益而反有弊。古圣贤所述之哲理与当今蒲老之告诫是相一致的，所以我在处方用药上坚持掌握轻重缓急之殊，遵循"理、法、方、药"原则，不越规矩准绳，但也绝不保守从事，而是因人因病制宜，灵活施治，尤其是对慢性杂病用药，主张徐图收效，俟其水到渠成，遵循《内经》"谨察阴阳所在而调之，以平为期"，毋使过之，过犹不及。

治学点滴体会

我家二世业医，先祖名噪乡里，惜早去世。幼年时因外寇入侵，战火弥漫，又值霍乱流行，先父痛感生灵之涂炭，乃命我继祖业，习医术，为民疗疾。后从金子久门生陆凤书先生游，初获启蒙之益。旋又去上海从嘉兴名医朱斐君先生，专习内科。我在其门下，耳提面命，侍诊数载，接触到多种常见杂症和时行温热诸病。积以时日，学到了一些辨证论治的圆机活法。1944年结业归里，悬壶于海宁硖石镇。新中国成立后，明确了"救死扶伤，实行革命的人道主义"这一社会主义人民医生的崇高目的。在党的中医政策鼓舞下，我更加热爱自己的专业，首批加入了集体医疗机构。

1. 经典有路勤为径，学海无边苦作舟

面对博大精深之中医学宝库，如何入门？如何登堂入室？这在我年轻时的脑海里，时时作为重要问题来对待。尽管中医书籍汗牛充栋，浩如烟海，但都离不开经典著作的学习。欲求知识的深化，就必须在基础理论上狠下功夫。所以，进一步研读中医经典，就成为我向伟大宝库入门的唯一途径。多年来，

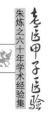

我寒暑无间地学习了《类经》《素问集注》《图注难经》《伤寒来苏集》《金匮心典》《温热经纬》《温疫论》《广瘟疫论》《时病论》等著作，对金元四大家不同学派的论点亦均旁览。通过反复学习，深深体会轩岐仲景之书，诸子百家之作，每研读一遍，认识就加深一层。在习医态度上，要提倡勤学，因为"业精于勤，荒于嬉"，而在读书方法上则要做到博览。

我行医37年，紧紧抓住了两个方面：一是通读古今医籍；二是理论指导实践。在攻读古典医籍的基础上，参阅了近代对于《素问》《灵枢》《难经》等经典理论的阐释，颇多启发。1964年出版的全国大专院校教材，能熔各家学说于一炉，归时方、经方于一书，内容推陈出新，纲举目张，实为学习中医的良好课本。除此以外，有关衷中参西的各种著述，亦兼收并蓄地加以参考。在学习书本知识的同时，又订阅了各地的中医杂志，通过逐年对多种杂志的浏览，饱览了全国各地的学术经验，使我广开眼界，融汇新知，从而在临诊中博采众长，取得了更好的治疗效果。

学习中医，要重视中医的基础理论，用理论指导实践。吴仪洛说："夫医学之要，莫先于明理，其次则在辨证，其次则在用药，理不明，证于何辨？证不辨，药于何用？"所以，辨证论治必须建筑于理论基础之上。

我曾以《温病学》的卫气营血辨证法，治愈了不同证型的乙型脑炎和伤寒，以脏腑、气血、虚实、寒热的理论指导辨证，治愈了冠心病、严重贫血、溃疡病、慢性肝炎和重型血小板减少性紫癜、肝硬化腹水、黄疸等。某君年56岁，患心绞痛，用活血化瘀、芳香开窍的中药治疗两个月，未见好转。我发现患者心绞痛每发作于深夜。夜属一天中阴盛阳衰之时，此时发作，与病人本身之阳气衰微有密切关系，遂详辨脉证，在活血化瘀的基础上加用益气通阳之品，使心绞痛在半月内得以迅速控制。由此可见，离开了中医理论去寻求有效的成方，是难以想象的。名中医方药中说："如何以中医学基本理论为基础来对辨证论治的涵义，加以明确肯定，对辨证论治的内容、步骤和方法，作出明确而具体的要求，把辨证论治的认识，统一在中医学基本理论体系基础上，统一在理法方药的一致性上。"这给以某些人认为中医"效在药，玄在理"，可以"废医存药"的荒谬论点以当头棒喝。

2. 先哲学识垂千秋，继承经验贵达变

众所周知，仲景之方配伍严谨，为后世方剂学的发展做出了重大贡献。但在读仲景书，用仲景方的问题上，一直存在着"经方以不加减为贵"和"古方不能治今病"两种截然不同的见解。我认为方药是治病的必要手段，针对病情使用方药，才能符合辨证论治的精神。仲景之方，组方精义，千百年来历代医家据以为规矩准绳可法可传。但如果不问时代、气候的变迁，不因人、因地制宜去使用原方则未免刻舟求剑。我们研究仲景学说，目的是进一步继承其宝贵经验，借以阐发其辨证论治的规律。疾病的发生和发展是复杂多变的，在运用经方时，应当有所增减和变化。其实，张氏原著中对方剂的运用，已有很大灵活性。从药物剂量来看，有时仅一味药剂量的增损，而改变了整个处方的功用。如桂枝汤，原治太阳中风证（《伤寒论》12条）。桂枝加桂汤与桂枝汤药味不变，但仅桂枝一味剂量的增加，就成了通心阳之剂，降冲逆以治"气从少腹上冲心"之奔豚证（《伤寒论》121条）。又如仲景自创之小柴胡汤、通脉四逆

15

汤及真武汤里，均有详细的加减法，这就清楚地表明张氏自己没有固执成方。在临诊中，我是以辨证为前提，不以方药为依据。仲景书中也明白表示："观其脉证，知犯何逆，随证治之。"（《伤寒论》16条）故读仲景书，要领悟仲景法，不拘泥于仲景方。学习先哲经脸，应当善于继承，并力求发展。

3. 管见点滴不足道，偶录二三聊解嘲

（1）四诊合参，尤重望诊

中医治疗疾病，以望、闻、问、切四诊为工具，对患者先做系统周密的调查，诊察邪正双方消长的情况，才能对疾病做出比较正确的结论。《素问·征四失论》说："诊病不问其始，忧患饮食之失节，起居之过度，或伤于毒，不先言此，卒持寸口，何病能中？"说明单纯凭脉象来做出诊断，古代医家也认为是不可能的，必须四诊合参，才能使病无遁情。我在业师的熏陶下，在多年的摸索中，体会到四诊中之望诊尤为重要，因而潜心研究。每遇一些久病、重病，总是仔细地察颜观色。我常通过望神色，揣测病人气血之盛衰、病变之浅深，可以得知其梗概。一般说来，面部色泽萎黄、晦黯无神的，多属久病气血衰败之证；面部色泽㿠白浮肿的，多见于失血或脾胃阳虚之候；面部红缕赤痕，纵横交错于鼻额等处的，大多是肝络损伤，营血瘀滞的表现；青年面白唇红，多属肺气虚损，肾阴亏耗的反映。此外，对于口唇、爪甲色泽形态的变化，亦属望诊中关键之处。大凡心肝等慢性疾病，可于口唇、爪甲色泽形态的变化中首先获得线索。我发现心气虚衰，心血久瘀的患者，口唇必有绀色；肝气久郁，肝血久瘀的患者，爪甲可见青紫，甚或变形。至于两目之神色，皮肤之荣枯，均属观察范围，舌质舌苔

更加不可忽视。因此，如能结合切诊、问诊和闻诊，当可获知病情之轻重顺逆。《素问·本病论》说"得神者昌，失神者亡"确属至理名言。

（2）辨证论治，抓主证是关键

人是一个有机的整体，脏腑气血，表里上下，相互关系密切。一脏的病变，必然影响其他脏腑而产生一系列错综复杂的证候。病人就诊，往往罗列一大堆症状，其中有寒有热，有虚有实。分辨何脏何腑为病变重心，明确哪些症状是这一疾病的主要表现，从而抓住主证，确定相应的治法。张仲景在柴胡证条文里说"有柴胡证，但见一证便是，不必悉具"（《伤寒论》103条），是示人以抓主证的典范，值得深思。

（3）治疗内伤杂证，主张药宜轻和

我对于慢性杂病的治疗，主张用药轻灵平和，处方一般不宜过猛，更不喜用冷僻竣烈之药。前人说"沉疴之疾，药宜轻和"是有道理的。因为慢性疾病，病程反复缠绵，临床表现每多虚实夹杂，寒热错杂，因其病机不像外感急症那样单纯，所以在确定治则时，就不能采用"速战速决"或"背城借一"的方法。吴鞠通说"治外感如将，治内伤如相"生动地说明治疗慢性杂病，用药应从容如相，用药以不庞杂偏颇为要，处方以轻灵平和见长。在辨证论治中，不应见有一丝虚象就投补剂，对于二虚一实之患者则当兼顾其虚。在慢性病的相对稳定阶段，蛮补和竣攻，均非善策。有些病家，求愈心切是可以理解的，但医生用药却不能人云亦云，操之过急，更不能为图一时之快而盲目投以重偏之剂，反致病不见害而药先为害，功未奏而过先成矣。总之，我对病程缠绵之证，每每强调徐图收效，但并不因此而固执拘泥，一成不变。凡属病情到了急重阶段，非大

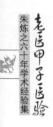

剂不能挽回者，在"杯水"难济"车薪"的情况下，自应果断地使用重剂峻剂。

路漫漫其修远兮，吾将上下而求索。我从医迄今，每每扪心自问，深感自己学识之浅薄。古人云："老骥伏枥，志在千里，烈士暮年，壮心未已。"我要以此为鞭策，更加努力地工作和学习。

景岳温补学说体会一二

张介宾，字会卿，号景岳，浙江绍兴人，是明代杰出的医学家，生平著有《类经》《类经附翼》《类经图翼》和《质疑录》，晚年辑成《景岳全书》，可谓集张氏一生学术经验之大成。在张氏著作中，有关温补学说，论述颇精，略谈体会一二。

1. 重视阴阳，提出"阳非有余"

张氏服膺《内经》"阴平阳秘，精神乃治；阴阳离决，精气乃绝"之说，笃信"阳气者，若天与日，失其所则折寿而不彰"，从而提出"天之大宝，只此一丸红日；人之大宝，只此一息真阳"的论点，在他所撰的《类经附翼·大宝论》里，强调"命之所系，唯阴与阳，不识阴阳，焉知医理？"说明张氏是何等重视阴阳学说！他为了进一步论证人身阳气之重要，以人之生死来比喻，他说"形气者，阳化气，阴成形，是形本属阴，而凡通体之温者阳气也。及其既死，则身冷如冰，灵觉尽灭，形固存而气则去……"张氏在中年以后，由于阅历渐深，对于丹溪"阳常有余，阴常不足"之说不敢苟同，他以自然界阴阳消长的规律来肯定阳的重要性和"阳非有余"。他说："阳气不充，则生意不广，故阳惟畏其衰，阴惟畏其盛，非阴能自盛也，阳衰则阴盛矣。""凡万物之生由乎阳，万物之死亦由乎阳，非阳能死物也，阳来则生，阳去则死矣。"由此说明，张氏对人体阳气至关重要的剖析有理有据，令人信服。

2. 崇尚温补，主张慎用苦寒

张氏认定"阳非有余"，因而在治疗中崇尚温补，处处以顾护阳气为要务，他在《传忠录·论治》中曾说："凡临证治病，不必论其有虚证无虚证，但无实证可据而为病者，便当兼补，以调营卫精血之气；亦不必论其有火证无火证，但无热证可据而为病者，便当兼温，以培命门脾胃肾之气。"景岳鉴于"阳非有余""真阴亦不足"，所以治疗注重温补。药物中尤推崇人参、熟地，他在《本草正》中说："人参有健运之功，熟地禀静顺之德，此熟地之与人参，一阴一阳，相为表里，一形一气，互主生成，性味中正，无逾于此。"足证他对温补用药，是何等娴熟！亦足以说明他对于元阴元阳之首重。而对阳气的论述，张氏在《传忠录·阳不足再辨》中强调"难得而易失者，惟此阳气；既失而难复者，亦惟此阳气，又何以见阳之有余也？"因此，不能同意丹溪"阳常有余"的论点。他说："龙火岂沉寒可除，水枯岂苦劣可济？"批评以黄柏、知母作为养阴药物之不当。我在临证实践中体会到，治疗虚损证不宜多用苦寒沉降，是十分正确的。

病案举例：

沈某，男，26岁。婚前久患梦遗而阳易举，婚后早泄即痿，心情烦躁，精神不振。曾经求医，诊为青年相火过亢，扰动精室；用知柏地黄合大补阴丸以滋阴熄火，服药 30 余剂，疗效不显。1990 年 4 月延余诊治，见其面无"血气方刚"之色，舌红润，苔薄腻，脉至弦小。自诉夜寐多梦，梦与女交，精即自遗，腰酸肢软，自不待言。分析此证，阴精一耗再耗，不能涵养无根之火，非火之有余也。纯阴之剂未能切中病机之关键，乃与滋阴剂中稍佐温阳之品，俾阴得阳生而泉源不竭，则龙雷二火自得潜藏。遂取熟地 15g，山药 15g，杞子 10g，萸肉 10g，龟板 15g，煅龙牡各 15g，菟丝子 10g，丹皮 10g，黑山栀 10g，天冬 10g，枣仁 10g，茯苓 15g。上方服 7 剂，遗精减少，心情渐旷。于原方去山栀，加芡实 10g，潼沙苑 10g。续服 7 剂，早泄好转；再服 7 剂后，以第二方 10 剂，共研细粉制丸，每晨晚各服 6g，而获痊愈。

3. 着眼先天，独创"左归""右归"

张氏强调阳气为人生之大宝，已如前述。他所重视之阳气，实际上是指命门这一元气之根，他虽然偏重温阳，但亦十分注重元精之盛衰。他认为："命门为元气之根，为水火之宅，五脏之阴气非此不能滋，五脏之阳气非此不能发。"又认为："五脏之本，本在命门。"基于这一观点，在他丰富的临床实践中以钱氏六味地黄丸和仲景肾气丸为基础，独创左归、右归，以补命门之妙方。众所周知，无阴则阳无以化，无阳则阴无以生，此生化之奥理，张氏发展为："善补阳者，必于阴中求阳，则阳得阴助而生化无穷；善补阴者，必于阳中求阴，则阴得阳生而泉源不竭。"故他所创之右归丸虽为补阳之方，然有不少滋肾填精之品，是取阴中求阳之意；左归丸虽为补阴之剂，然亦有甘温补阳之味，是取阳中求阴之旨。这为后世治疗虚损之疾，启迪莫大。

病案举例：

王某，男，50岁。患咳喘多年，遇寒辄发，发时中西药物并进，如氨茶碱、氯喘片、头孢氨苄和中药麻杏石甘、葶苈泻肺、三子养亲、二陈汤等方药，遇有发热须静滴"先锋"加激素才获缓解。1992年9月，患者门诊求治，见其症状尚未急性发作而身体羸弱。自诉腰酸足冷、头晕、神疲；每日清晨，必咯白色黏痰数口，并稍感气急。察舌淡红，苔薄腻，按脉细弦略数。我认为咳喘关乎肺肾，发时治肺为主，无可非议；但在平时应以治肾为主，常被忽视。乃仿景岳右归丸加减，补肾气，益肾精，以固其本。方用淡附子6g，肉桂2g，萸肉6g，熟地12g，五味子6g，麦冬6g，鹿角片6g，龟板12g，菟丝子12g，茯苓12g，杜仲12g，杞子10g。此方连服10剂，精神好转，自觉有振起之感。复诊即以此方略事增损，嘱隔日煎服1剂，患者坚持服药又30剂。1992年冬，咳喘发作次数减少，症状亦明显减轻。

中医药理论核心的形成和应用

中国文化，在历史长河中灿烂夺目，成为中华民族发展壮大的瑰宝。中国有政治、经济、军事、体育、艺术、医学等多种色彩纷呈的文化结晶。中医药学就是其中的一部分，它与中国的传统文化紧密地结合在一起。中医药学由养生、议病、治疗三大部分组成，每个部分无不渗透着历代的哲学思想，在其他自然科学的影响下，通过历代医家长期实践、经验积累和理论总结，形成并丰富了我国独特的医药学理论体系。理论是科学的抽象，它来自实践，又指导实践。任何科学都有用来表达其内容的理论形式。凡是来自实践能经得起实践检验的理论，不论采取何种形式，都会对实践起指导作用。中医药学正是如此，它之所以能够辨证论治而不是盲目用药，就在于有一套从实践升华出来的理论指导临床实践。中医药学以古代的哲学思想——阴阳五行学说作为理论核心。它以朴素的唯物辩证法为指导，从长期实践中总结了人体的生理病理以及对于疾病的诊断、治疗规律等方面的实践经验。因此，它绝不是空洞的哲学观念，而是正确地反映了医学自身的实践内容。

现就学习中医文献所获得的一鳞半爪认识，简述中医药学理论核心的形成和应用。

1. 中医药学发展的历史梗概

（1）古代的文字和书籍

早在公元前1300多年到1100多年之间的殷代，就已在"甲骨文""钟鼎文"和"碑文"中出现医药学方面的文字，如《殷墟文字》乙编984片中记载着"疒"字。汉代高诱说："疒，腹疾也。"先秦时代的各种书籍，如"六艺"（传世的有《诗经》《书经》《三礼》《周易》《春秋》等）及各种子书，经过辗转传抄、删补，也保存了大量的医药学文献。据马继兴氏初步考察研究，在先秦时代，由西周至战国的800余年中，专门的医药学著作开始涌现。秦始皇虽焚书坑儒，也没有烧去医药书籍，这为西汉时期收集有关医学图书创造了有利条件。

（2）中医药专著的发展

西汉刘向将其编校的各种图书分为六大类，即经传、诸子、

22

诗赋、兵书、术数、方技。《汉志》中将"方技略"又分为医经、经方、房中、神仙。从以上四种"方技"书的内容看,"医经"主要论述医学理论(现存的即《内经》);"经方"包括方书、本草,以及内、外、妇、儿各科和"食禁"等;"房中"涉及性的医药内容,如"养阳方""有子方";在"神仙类"中有黄帝、岐伯按摩、导引等与养生学有关的内容。以后所编的《隋志》中有经、史、子、集四部,而将医方类编入子部,较之《汉志》中的医书数目已有了一个很大的发展。由此证明,古代书籍与中医药专著的发展不可分割。例如,《周礼·天官·冢宰下》一篇中,就较详细地记述了"医事制度";又如《孟子·离娄》篇中所记述的"今之欲王者,犹七年之病,求三年之艾也",虽用医药上的事例作为政治上的比喻,但却已看出当时用"艾灸"医疗的历史;又如《列子·汤问篇》记述江南一带有大树名木繇(即桔柚之属)可以治愈"愤厥"病;《淮南子·说林训》曾载"有蝮蛇伤人时,可用和堇(即野葛)涂敷治愈";同书又记述"地黄主属骨""甘草主生肉"及"大戟去水,葶苈愈胀,用之不当,乃反为病"等医疗方法。随着历代社会生产力的发展,科学与文化的发展水平以及人们的思想意识对医药学的影响和人们同疾病作斗争的实践积累,使得大量的医药专著出现,现有资料可查的上下 2000 余年中就有 7000 多种与医药有关的书籍。这份宝贵的医药学遗产,对我国民族的繁衍昌盛做出了不可磨灭的贡献。

2. 中医药学的理论核心是朴素的哲学思想

（1）古代朴素的哲学思想贯穿整个医学体系

对于古代朴素的哲学思想,《辞源》称它是"研究宇宙万有之原理原则之学"。从原始社会起，人类在与自然作斗争的过程中，经过漫长的历史，逐渐认识到宇宙间万有之原理原则。当时最突出而普遍的是"阴阳五行"，指出自然界万物运动如日、月、昼、夜和季节的春夏秋冬、气候的寒热温凉，以及自然界的风雨晦明观察，都有规律可循。这就是祖先在生活生产实践中所形成的朴素的哲学思想核心。随着人们在同自然界作斗争中所积累的经验，认识到"人身一小天地"。我们从《黄帝内经》这本著作中明显地认识到中国医学理论，是以阴阳五行这一哲学思想为核心的，用它来说明人体生理病理活动的可知性和彼此间的相互联系。尽管中医学在发展过程中已有其"整体恒动观"的思想基础，但主要采用了当时流行的阴阳五行学说作为解释和阐明自己认识的理论工具和归纳自己医疗经验的一种手段，从而将阴阳五行学说贯穿到医学的各个方面。

（2）阴阳五行学说在医疗实践中的应用

在我国人民长期与疾病作斗争的实践基础上，从研究自然界变化与人体变化的统一性基础上，体现了相互制约、相互依存的辩证观点，对中医学理论体系的形成、发展和应用，起了极大的作用。

①应用于人体生理方面："阴阳者，天地之道也，万物之纲纪，变化之父母，生杀之本始，神明之府也。"这一论断，概括了阴阳是自然界万事万物的根本规律。在人体生理过程中，如《内经》说："阳生阴长，阳杀阴藏，阳化气，阴成形……阳为气，阴为味。味归形，形归气；气归精，精归化。"由于人体器官、组织、脏腑、经络等各个方面，都普遍存在着不停地阴阳消长气化、五行制化运动，所以人体才保持恒久的生理活动。基于阴阳五行学说的原理原则，中医学就认为肾阴能上济于心，

心阳能下煦于肾，以及清气上升、浊阴下降等人体上下升降、内外出入的相互对立、依赖和转化。所以，《内经》又说："人生有形，不离阴阳。"在正常情况下，人体阴阳处于动态平衡。《内经》又说："亢则害，承乃制，制则生化。"就是这个理。

②应用于人体病理方面：疾病，即阴阳五行失调所出现的不正常状态，《内经》说："阴胜则阳病，阳胜则阴病……阳胜则热，阴胜则寒……清气在下则生飧泄，浊气在上则生腹胀。"阴阳失调，必然会出现阴阳虚实、寒热表里（升降）之病理变化，这是病变的基本规律。

③应用于辨证论治方面：辨证论治，是中医诊断和治疗的过程。正确的诊断，首先要分清阴阳五行的变化规律，才能抓住疾病的本质。如《内经》所说"善诊者，察色按脉，先别阴阳"，这是诊断的根本规律。《内经》又指出"谨察阴阳所在而调之，以平为期"，说明治疗的主要目的是调整阴阳五行，使其重返平衡，这是治疗的根本规律。诸如《内经》所说的"寒者热之，热者寒之"，"形不足者，温之以气；精不足者，补之以味"，"审其阴阳，以别柔刚"，以及"虚者补其母，实者泻其子"等，无一不是在阐明诊断和治疗的根本规律。

通过以上举例，已能说明阴阳五行是人体生理病理和辨证论治的根本规律。明代张景岳一针见血地指出："凡诊病施治，必先审阴阳，乃为医道之纲领。阴阳无谬，治焉有差？医道虽繁，可以一言以蔽之，曰阴阳而已。"所以，阴阳五行历来是中医药学的理论核心。我们不应该停留在只看见明显的呈现在眼前的物质表面现象上，而应不停地深入探索物质内部更重要的矛盾运动及其内在联系。中医学是指引我们不停地深入探索隐藏在人体器官组织内更重要的阴阳五行气化制化的本质规律。古代的哲学思想与中医学的结合，对中医基础理论的发展起着很大作用。这些符合辩证法的哲学观点，是符合实践需要的。

（3）阴阳五行学说应用于中医药部分的唯心主义色彩举例

阴阳五行学说的朴素唯物本质，前面已经举例说明，但古代哲学思想总有两个方面，既有唯物的一面，也有唯心主义、形而上学的一面。例如，以阴阳五行为基础来解释人体六经传变和脏腑疾病传变的学说，由于受阴阳学说循环论和机械论的影响，六经传变是按"日行一经"，如七日不愈就再循环一次的规律发展。至于判断疾病也用"发于阳者七日愈，发于阴者六日愈，以阳数七，阴数六故也"的数运预测术来推断。又如"肝病者愈在丙丁，丙丁不愈，加于庚辛，庚辛不死，持于壬癸，起于甲乙"等。这些论述，都是受到阴阳五行学说机械归类的影响而形成的，使得本已十分复杂的中医药学理论核心更加扑朔迷离，面目难辨，以致不可避免地被打上了"唯心"的烙印。

（4）去芜存精，整理伟大宝库

整理中医药学遗产，首先要肯定其伟大成就，但这绝不是说阴阳五行这些朴素的哲学原理原则已经登峰造极了。阴阳五行如果满足于从哲学角度去解释，是远远不够的。哲学虽然影响或指导自然科学，但并不代替自然科学。我们应当继承和研究其在医学领域内所反映的实际规律，通过文献整理，除去唯心主义、形而上学的部分，把指导实践的理论加以再实践再认识，从而再提高。但是这些理论的内涵是否真正符合科学，则须用现代科学的手段加以研究。1995年4月1日，《中国卫生信息报》第905期刊载："南京市传染病院程孝慈副教授从80年代初期开始采用基础实验研究的方法，证实祖先千年来的经验结论，如'阴阳自和'与'以平为期'，是祖国医学治疗理论基础的核心，完全科学。"像这类研究，在不久的将来无疑将使中医药学理论产生质的飞跃。

辨证精细深邃，用药灵活有变
——读《岳美中医案集》有感

已故岳美中先生，是当代杰出的名老中医，他有精深的理论造诣和丰富的临床经验。我在诊余之暇，阅读《岳美中医案集》（中医研究院主编，1978年版），深感岳老辨证精确，施治独具匠心，特别在处方用药方面，有其鲜明的灵活变通特点，足以启迪后学之思路。今举案例数则，以见一斑。

1. 临证详查细审，用药果断大胆

岳老根据喻昌"先议病，后用药"的原则，对所治患者的脉象、舌苔、症状，以及饮食起居等详加审查，然后果断下药。观其用"清化湿热为主治疗尿路结石并左肾功能消失证"一案，患者男性高年"石淋"频发，1958年曾排出过结石，1961年又排出过小结石9块，同年10月肾造影检查，左肾功能消失，疑仍有结石存在而不显影。主张摘除左肾，患者不同意，要求中医治疗。岳老根据患者脉象、舌苔及其生活习惯，认为年事虽高而命火偏亢，耗损真阴，并蕴有湿热，致使下焦熬炼结石，导致肾功能减退，主张先宜清热化湿，以扫除积滞。处方：以大剂量金钱草（每剂60～210g）配伍通淋排石诸药为方，前后

服药 91 天（91 剂），用金钱草达 15000 余克，最终排出花生米样大小结石一颗，肾功能才得以恢复。岳氏在判明虚实主次的基础上，果断投予以超剂量的金钱草为主的渗泄之方，不因其"真阴有耗"而受"利则伤阴"之说，非真知灼见者，焉能有此魄力！

2. 用药画龙点睛，施治用药出奇制胜

岳老对"尿路结石并肾功能消失一证"治至中途，患者出现"阳痿"，却不用扶阳温补之品，仅佐入"全当归 9g""以振衰其痿"，不数剂"性功能恢复正常"。在大剂清化湿热之中，增加甘补辛散、苦泄温通之"当归"，使之补中有行，补而不滞，既顾及原有之"湿热"，又治疗新出现之"阳痿"，从而取得显著的疗效，堪称用药画龙点睛，看似平淡，却能出奇制胜。

3. 肾病善用阳药，少投滋腻阴柔

岳老对于肾病的治疗，大多使用甘温益气、扶阳温肾之方。案例如以"调和脾胃方剂治疗肾炎"、以"温化肾阳法治疗慢性肾炎肾变期水肿"、以"真武汤、六君子汤加减治疗尿毒症"、以"补中益气汤治疗长期尿血"等。有关滋腻重浊厚味之品，皆属阴柔之性，因易碍后天生化之源，则不见其多用。岳老按"阳生阴长"之义，使之气旺则阴精自生。对于阴阳俱虚之证，则用济生肾气丸等扶阳而又滋阴之剂。此必辨证精确，才能把握这些关键。

4. 谨察阴阳虚实，治病必求于本

曾有一男孩，因受惊恐而致手颤不休，两目远视模糊，他

医按"风"治，西医给予镇静剂3年未效，乃求治于岳老。岳老根据《素问·阴阳应象大论》"恐伤肾"，肾"在志为恐"及《素问·举痛论》"恐则精却"的论述，抓住患儿的病因是由恐惧损伤肾之阴精而累及于肝的特点，断其本在肾，故从培本入手，取六味地黄丸为主扩充，以滋养肾肝、调其阴阳，经过三诊，治疗四月，颤证顿愈。这充分说明岳老在辨证上抓住了"恐伤肾"的主要矛盾，谨察其阴阳虚实，据以"求本"施治，从而取得如响斯应之疗效。

5. 重症急则治标，用药平中见奇

岳老对于急重证候，每以急则治其标取胜，如以"丹栀逍遥散加减治疗高血压脑病"一例。患者肾炎已久，住院中途出现恶心呕吐、躁动不安，逐渐转入昏迷、四肢抽动、喉有痰声的危象。岳老察其苔黄，按其脉弦，认为肾病日久，肾亏不能涵肝，肝阳化风，痰火内闭。遂遵古人"急则治标"之训，先从肝治，予养肝息风、清化痰火，药转用平和的丹皮、山栀、当归、白芍、杭菊、寄生、夏枯草、女贞子、橘皮、竹茹、炙草等两剂。二诊时，神志渐清，诸症悉减。岳老这样灵活驾驭"急则治标"原则，抓住从肝图治环节，用药平和恰当，深合清代名医徐大椿提出的"虚邪之体，攻不可过，本和平之药，而以峻药辅之；'衰敝之日，不可穷民力也'"之真谛。又自始至终方针不变，使之能够转危为安，无疑属高手活人。

6. 杂病详审虚实，善用古方增损

岳老对于各种杂病详审虚实，一丝不苟，善用古方，灵活增损。例如用"甘草泻心汤治疗中焦气虚大便燥结"一证，患

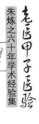

者因胃气虚馁，湿满于中，针对其证候之虚实，取异病同治法获效；后以防己黄芪汤补虚复加附子通阳，祛邪扶正，中宫既健，传化复常，故诸症皆瘳。

综观《岳美中医案集》，充分体现了岳老积数十年之临证经验，堪称学识上博古通今，临证时胆大心细、志圆行方，所以历愈危症，屡起沉疴。其辨证之精细深邃，用药之灵活有序，于书中昭然若揭，诚为我辈学习之典范，取法之珍本。

在嘉兴中医学会年会上的讲稿

我参加北京"全国高级中医研究班"，听北京中医专家和中西医结合专家讲学。在一个星期内，共听了八位专家的学术演讲。

最使我感兴趣和最受启发的是刘渡舟教授主讲的一课——小柴胡汤的机理和作用。他把小柴胡汤联系《神农本草经》，讲了两个半小时，真有点神化了。日本医生说："刘教授得仲圣的精髓。他在日本讲这堂课时，听者满座，掌声不绝。"

他对我们讲这个课时，删去了夸张之词。重点讲了两大部分，现简介如下：

1.《伤寒论》的药物和方剂源于《本经》和《汤液经》

刘老说，《本经》的成书早在秦汉时期，它是在《内经》学说基础上，系统地阐述了药性理论，全面总结了秦汉及以前的用药经验。仲景自序说"撰用《胎胪药录》"，而文献记载只有

《桐君药录》。可能《胎胪》是指古代妇科、儿科之书，《药录》是指《桐君药录》（古书无标点，后人误解）。而这部《药录》，后人未引用其名，可能《药录》与《本经》是同书异名的传本。仲景对外感热病（指"伤寒"部分），提出辨证规律并参考《汤液经》而使用复方治疗，从而奠定了辨证论治的基础。《伤寒论》有方剂113方，刘老认为：张氏是继承历史，这些方剂多数来源于《汤液经》《伊尹汤液经》。从文献中看到，二书成书于《伤寒论》之前。史籍告诉我们，西汉时期不仅已出现了《汤液经》的最早注本，叫《汤液经注》，而且卷数达32卷之多（见《汉书·艺文志》）。实际上这本《汤液经》已是我国方剂学的雏形。张仲景就是学习了汉以前的著作，特别是《内经》《本经》，加之临床实践而写成这部伟大著作的。《伤寒论》用药94种，其中76种主要药物均为《本经》所载。其药物的作用大多与《本经》吻合。只有豆豉、瓜蒌实、酒粳米、猪胆汁、人尿、鸡子黄、苦酒、生姜、饴糖以及猪肤、烧裈、甘澜水、麻沸汤、潦水等药物是取材于当时的《别录》。《别录》是秦汉医生在《本经》一书基础上补记药性功能及新增药物品种而成书的（原书已佚）。《名医别录》是历代医家以最早的《别录》为蓝本，到梁代陶弘景才写了一部《本草经集注》。将《别录》部分保存了下来。

现举几个例子，可以证明仲景用药主要参考了《本经》无疑。

（1）麻黄

《本经》说能治"伤寒头痛""发表出汗"。《伤寒论》亦用于治疗太阳病恶寒发热、头痛身痛、无汗、脉浮紧的实证，如麻黄汤。《本经》又称麻黄能"止咳逆上气"，仲景亦用以治疗

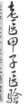

风寒束表，气喘咳嗽。至于麻黄能宣肺利水、消肿，治风水证，则是仲景的发明创造了。

（2）大黄

《本经》谓其能"荡涤肠胃，推陈出新"。《伤寒论》则以大黄为主，组成峻下热结的大承气、缓下热结的小承气、轻下热结的调胃承气。又《本经》说大黄主下瘀血，血闭寒热，破癥瘕积聚。《伤寒论》则以大黄配活血化瘀、破血消癥的药物，治疗瘀血互结的膀胱蓄血证，如桃核承气、抵挡汤等。至于仲景则用黄柏治黄疸，用葛根解阳明经热、起阴气、鼓舞胃气上升以止渴，鼓舞脾气上升以止泻，用五味子止咳上气等均体现了《本经》用药精神。故徐灵胎说："汉末仲景《金匮要略》及《伤寒论》中诸方，大半皆三代以前遗法。其用药之义与《本经》吻合无间。"

刘渡舟根据徐灵胎意见："详本草，唯《神农本草经》得药之正撰古方，用药悉本于是。故欲用仲景之方者，必先学古穷经，辨证知药，而后可以从事。"刘氏提出，要研究掌握《伤寒论》，就必须很好地学习、掌握《神农本草经》。

2. 小柴胡汤的机理和作用

小柴胡汤方：柴胡半斤，黄芩三两，人参三两，半夏半斤洗，炙甘草三两，生姜三两切，大枣十二枚。

柴胡苦平。《本经》谓：治心腹肠胃中结气、饮食结聚、寒热邪气，推陈出新。可见是一味"舒气行滞"的解热药。有治疗胸胁苦满的效能，故方中作为主药。所以，刘老认为小柴胡汤具有解郁散火、解郁通阳、解郁通利二便、解郁退热的作用。

刘老说，小柴胡汤能解郁散火，郁是第一位，火是第二位。

有一位病人，低热，出汗不愈。他医以为阴虚火旺，服滋阴降火不见效，反见食欲减退、腹泻。经刘老诊治，脉弦，问病人有胸胁苦满、口苦纳呆，诊为气机郁结不升，气有余便是火（少阳有相火，肝胆、三焦、肾均有相火）。由于情志不遂，气郁生火，所以必须解决少阳之气郁，小柴胡汤就能解决少阳之气郁。小柴胡汤是以柴胡为主以解少阳之郁；姜、夏发散，也能解郁。后世凡遇郁证均用柴胡，而香附、佛手的解郁作用都不如柴胡。

小柴胡汤中的半夏是治疗"心下痞满"的，并不是现在所说的"半夏是祛痰药"。

至于柴胡，《本经》称其能治心腹肠胃中结气、饮食结聚、寒热邪气，有推陈致新之功，说明它能推动六腑的邪气。柴胡的推陈致新是走气分的，与大黄不同，大黄推陈致是走血分的。由此，我们了解到小柴胡汤不光是和解半表半里，而且能治肝胆肠胃系统的杂病。仲景提到柴胡证"但见一证便是，不必悉具"，所谓"一证"就是指"胸胁苦满"。刘老说，凡是有这个证候的，即可使用本方。刘老说半表半里实质是半虚半实，故方中用了人参、甘草、大枣。他说，小柴胡佐黄芩除热止烦，半夏逐饮止呕，人参、甘草、大枣补胃气以滋津液。病之所以由太阳传少阳，主要是胃气不振于里（所谓半虚证）。补中、滋液是祛邪的重要一环，徐灵胎说"小柴胡汤之妙在人参"即指此而言。

《伤寒论》中的柴胡方剂除小柴胡汤外，还有大柴胡汤、柴胡桂枝汤、柴胡加芒硝汤、柴胡加龙骨牡蛎汤、柴胡桂枝干姜汤四逆汤等。

刘老在讲到方药分析时，说小柴胡汤的七味药可分三组：

柴胡配黄芩一组，能疏利少阳气机，清解半表半里之邪热。

半夏配生姜一组，能和胃降逆化饮。《金匮要略》说："诸呕吐，谷不得下者，小半夏汤主之。"说明姜、夏为治呕吐之圣药。又因其味辛辣可散结气，对治疗因肝胆气郁而致胃不和者，颇为适宜。

人参、甘草、大枣一组，补中益气。少阳病从整个证候来说，属气郁并有邪，为何还用补益之品？后世不解其意，往往去人参。要知道少阳为小阳，抗病之力弱，邪易传太阴，用参草培土固本，先行实脾也是先安未受邪之地，则可预防少阳之邪内伤太阴。

从以上对小柴胡汤的药物配伍分析可知，本方寒热并用、疏补兼施，既能疏利少阳气机，又能调和上下升降、疏通内外、运行气血。虽属清热祛邪，但不是通过汗、吐、下的方式，因而称之为"和解之剂"。

刘老提到小柴胡汤有解郁通阳作用。他认为这阳是肾阳，肝肾同体，乙癸同源，肝气郁结可影响肾阳的不通达，出现"纯阴结"，即手足逆冷、男子阳痿、女子阴痿。阳气郁不同于阳气虚，如一味地用壮阳之药就错误了。此时就要解肝胆之郁，肝郁解则肾阳亦通，四肢就温暖了。日本人早把小柴胡汤用于阳痿，现在我们也这样治疗。

刘老提到小柴胡汤能解郁而通利二便作用：大便不通，一般也是肝胆失于疏泄造成的。主证是胁下硬满、苔白滑、不大便而呕，张仲景在阳明篇里是用小柴胡汤的。其治疗机理是使"上焦得通，津液得下，胃气因和"，就能大便通畅。小便不利，用小柴胡汤去黄芩加茯苓有效（小柴胡汤加减法中有此法，刘老加泽泻。又少阳病98条正文中提到"小便不利，小柴胡汤主之"）。

　　刘老提到小柴胡汤解郁退热作用：三阳合病发热，凡有胸胁苦满的证候，就按"三阳合病，治在少阳"，能起到解郁退热作用。

　　刘老最后讲到小柴胡汤的具体使用方法。柴胡剂量要重，一般可用 10g，体壮者用 15g，但不宜过量。大枣不能多，生姜不能少，否则甘胜于辛，对解郁散火就会受到影响。

　　刘老又说《伤寒论》的"书名"含义应当扩大理解。"寒"字要作"邪"字解。"伤寒"即"伤邪"。"论"不是指"著作"，是指"辨别""剖析"伤邪的病、脉、证并治。这对我来说，也有启发。

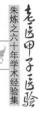

二、诊治心悟

诊余灯下话"心痹"

"心痹"之病名，始见于《内经》。考《素问·痹论》所载，主要是指风、寒、湿三气杂至，内舍于心而形成的痹证。但根据其"心痹者脉不通"这一病机概念，我认为不完全指风、寒、湿三气所引起的脉不通。观其"淫气忧思痹聚在心"的论述，"淫气"可泛指风、寒、湿邪以及痰浊等外因；"忧思"，可泛指七情等内因。《内经》所说的"心痹"，远远超出风、寒、湿三气所致的痹证范围，因而使我联想到《灵枢·厥病》所载"真心痛，手足青至节，心痛甚，旦发夕死，夕发旦死"的危笃证候，及同篇所云"厥心痛，痛如针锥刺其心"和《灵枢·杂病》叙述的"心痛引背不得息"等均概括描述了心脉痹阻、不通则痛的典型症状。古典医籍中的描述言简意赅，要我们去领悟其精神，引申其奥义，才能温故知新、触类旁通。

现代医学所说的"风湿性心脏病""冠状动脉粥样硬化性心脏病"等均可包含在"心痹"范畴之中。

《内经》在藏象学说中，早就提到心为脏腑之主宰，主血脉而藏神志，并且认识到血的运行主要以气为动力。《灵枢·邪客》提出"宗气积于胸中，出于喉咙，贯心脉而行呼吸焉"，简要说明血赖气行的原理。《难经》及后世杨仁斋等对气血的关系说得更加明白，《难经》说："气留而不行者为气先病也，血壅而不濡者为血后病也。"杨仁斋说："气者血之帅，气行则血行，气止则血止，气温则血滑，气寒则血凝，气有一息之不通，则血有一息之不行。"而《保生秘要》也说："气旺则血荣而调润，气绝则血枯而灭形。"前贤这些论述，清楚地说明，无论在生理病理上，心主血脉，气行血才行，有气才有血的密切关系。基于这些阐述，有关"真心痛""厥心痛"以及一切杂病心痛之证，皆可属于"心痹者脉不通"的病机范围。

《内经》所载之"心痹"与《金匮要略》所载之"胸痹"有没有差别？今引薛生白、尤在泾二氏对两书有关的注释，当可理解二者的异同。薛氏在注释《内经》"淫气忧思痹聚在心"和"心痹者脉不通"时说："淫气为邪乱之气也"，"心合脉而痹气居之，故脉不通。尤在泾在注释《金匮要略》"胸痹……心痛彻背"时说："心痛彻背是气塞而不和也……所以然者，有痰饮以为之援也。"据薛、尤二氏的这些注释，邪乱之气当可包括痰饮之类；痹气居心，当可包括寒邪痰浊凝滞胸阳而使气塞不和，心脉不通。将它们连贯起来思索，可知"心痹"与"胸痹"的病名虽异而其病因病机实质上是相同的。张仲景根据《内经》理论灵活地运用于实践，从而在"心痹"的基础上，提出了"胸痹"的脉因证治。可见学习古典医籍，必须相互参阅，方能融会贯通。

"心痹者脉不通"的临床表现，从《灵枢·厥病》"厥心痛……心痛间（指缓解），动作痛益甚（指严重发作）……"的记载来看，有明显的缓急之分。从实践中亦体会到人之气血有盛衰，病因有差异，痹阻有轻重，证情有缓急，缓者病久证隐，急者病暴证显。而暴病骤发，往往导源于正气久虚，久病缠绵不愈大多由暴病迁延而成。至于治疗，暴病控制症状反易，久病求其速愈较难；暴病应按急则治标（标，不一定全指邪实），久病应按缓则治本（本，不一定全指正虚）的原则。急则投以力专之峻剂，缓则施以轻和之复方。

心胸痹证举例：患者杜某，男，47岁，干部。1974年8月，感心前区阵痛，一日数次或数日一次，心悸胸闷，头晕失眠，疲乏，服中西药年余，未见好转。乃去杭州某医院诊治，经心电图、心脏X线摄片检查，确诊为冠心病。后经县医院心电图检查，提示：①窦性心动过速伴频发房性期前收缩，形成短阵的房性心动过速；②第二度房室传导阻滞。心率75～105次/分，心律明显不齐，血压110～120/80mmHg。血脂不高。因服西药不效，而来我院诊治。证见面色晦滞，舌质红兼微紫，苔薄黄，脉结代，心悸，气短，胸闷如塞，心痛隐隐，头晕，失眠，便溏，溲赤。经服活血化瘀及补气通阳之方，反感心悸加剧，失眠加重。说明此证既不能按《金匮要略》胸痹诸法论治，又不能以《伤寒论》心动悸、脉结代之炙甘草汤为主方。再仔细分析其临床表现，此病近似《内经》"心痹"的证隐势缓阶段，乃予养心通痹之法。药用丹参、郁金、茵陈各15g，孩儿参、茯苓各12g，枣仁、合欢皮、丹皮、当归、山楂、赤白芍各9g，川芎、降香各6g等加减出入。每日或间日加服烟酸肌醇脂2片。3个月后，单服本方，病情日趋稳定。复查心电图，已属正常范围。嗣后续服本方加减，巩固疗效，迄未复发。

用甘温理中法治疗"溃疡病"的一点体会

"溃疡病"即胃及十二指肠溃疡的简称，它是一种常见的慢性全身性疾病，属中医学中的"胃脘痛"和"脾胃病"范畴。我在临床实践中观察到，溃疡病多数具有慢性经过、反复发作、多年不愈的特点，临床表现以脾胃阳虚的症状为多见。多年来，我运用甘温理中法治疗这一类的患者，往往获得比较满意的疗效。

1. 基本方药

甘温理中法的基本方药：党参四至六钱，白术二钱，炮姜、甘草各一钱五分，桂心（或桂枝）一钱，荜澄茄一至二钱，瓦楞子、谷麦芽各四钱，白芍、焦山楂各三钱，蒲公英、大枣各四钱至一两。

2. 适应证候

①上腹（胃脘）部有典型的节律性疼痛；②痛时喜暖喜按，得食痛减；③嗳气泛酸或吐清水；④食欲减退，精神疲乏；⑤多数患者面容憔悴，舌淡苔白或薄黄，脉象弦小或软弱；⑥部分患者大便隐血试验阳性。

从中医辨证来看，上述证候表现属于脾胃阳虚（中虚）无疑，故一般均用甘温理中法治疗。

3. 病案举例

例一：唐某，男，51岁。硖石百货商店。

脘痛嗳气10余年，反复发作，屡服疏肝和胃、降逆化浊之剂少效。1962年曾经海宁、杭州等医院两次钡剂造影，诊断为胃下垂、十二指肠球部溃疡。1967年6月，患者旧病复发，来我院中医门诊。当时临床所见面容憔悴，精神疲乏，舌苔薄白，脉象软小，上腹隐痛，得食痛减，嗳气颇多，食量甚少，大便偏软，隐血试验（＋）。中医辨证为脾胃虚弱，中气不足。予甘温理中法，投党参、瓦楞子、谷麦芽各四钱，炒白术、焦山楂各三钱，荜澄茄、炮姜炭、炙甘草、陈皮各一钱五分，姜半夏二钱，吴萸八分，大枣六钱等出入。诊治2次，服药8剂，大便渐实，隐试转阴，前后共服20余剂，全身症状完全控制，8年来很少复发。

例二：姚某，女，48岁。硖石河西街。

1975年4月，因胃痛来院就诊。证见脘痛喜按，嗳气泛酸，大便隐血试验（＋＋），面色无华，精神疲乏，舌质淡苔微黄，脉象软小。

患者胃痛已数年，曾经某医院胃肠造影，印象为十二指肠球部溃疡伴胃窦炎。

中医辨证属中气虚馁，脾不统血。乃予甘温理中、益气摄血之方。药用党参、煅瓦楞、乌贼骨、谷麦芽各四钱，炒白术、焦山楂、炒白芍各三钱，炮姜炭、荜澄茄、炙甘草各一钱五分，蒲公英一两，三七（研末另吞）一钱。初诊服药四剂，脘痛顿减，大便隐试转阴；复诊去三七，加香附三钱，续服四剂，病情好转，停药迄今未复发。

4. 体会

（1）"溃疡病"的主要症状是胃脘痛，中医认为"久痛属虚"，"得食痛缓者多虚"，"痛时喜暖喜按者为虚"。明·张景岳曾说："夫饮食入胃，惟速化为贵……使火力不到，则其化必迟，食化既迟，则停积不行……"甘温理中法的基本方药，我是根据以上论述和临床实践中属于虚寒的病因病机而组成的。方中以理中汤的参、术、姜、草为核心，取其甘温益气、健运脾胃，佐入桂心或桂枝以加强温中通阳；中阳虚者，肝易乘侮，故配白芍之酸柔以调肝而缓中；荜澄茄与良姜、荜茇比较，作用基本相同，其温中行气止痛效果很好。大枣与甘草协同，补中益气，调和诸药。另加瓦楞子制酸，反佐蒲公英苦泄，谷麦芽、焦山楂助运化、消积滞。我认为，在甘温益气的方药中佐入辛咸微苦微寒消化数味，既不影响甘温理中药效，又能促使胃中宿滞停积的排除。如此配伍，意在温而不燥，补而不腻，消而不伐，补虚为主，兼顾其实，仍不失为"甘温理中"之旨。一般中虚患者服本方数剂，脘痛即见明显减轻，全身症状较快消失。大便隐血试验（＋）者，无需加用止血剂，如隐试(++)以上者，可酌加仙鹤草四钱至一两，并吞服三七末一钱，就能收到祛瘀生新之效。

（2）本病就其临床特点来看，脾胃阳虚（中虚）是它的本质和主因。但临床对于食滞、湿阻、瘀积、火郁引起明显偏实之胃脘痛，就应根据"不通则痛"和"急则治标"的原则，暂用疏泄辛通、苦降消散之法，解决非本质方面的问题，如果漫云"通则不痛属于中虚"之证，亦概用香燥行气消导，必然易犯"虚虚"之误。《医学薪传》有"通之之法，各有不同……上

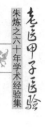

逆者使之下行；中结者，使之旁达；虚者助之使通，寒者温之使通"的论述，阐明了同样通法虚实悬殊，在乎辨证明确方可药中病机。

必须说明，同一"溃疡病"，在各个不同阶段中的临床表现并不一致。对于具体情况应做具体分析，离开具体的分析，就不能认识任何矛盾的特性。假使不去分清虚实矛盾的主次，不去根据疾病发展变化的情况，不去审证求因，而欲执一法以应万变。就是说，用甘温理中法去通治所有"溃疡病"的临床诸证，其结果非徒无益而反有害。

（3）甘温理中法治疗"溃疡病"，效者较多，但"有效"不等于"治愈"。由于本院大多数患者均门诊就医，服药后获效即止，未能进行系统观察，且尚无明确的对照资料（如 X 线摄片前后对照等），有待今后进一步去努力探索。

急症琐谈——关于高热、窍闭、腹痛的辨治体会

急症，是指发病急骤，变幻迅速的病症而言。中医的急症，有高热、腹痛、闭、脱、痉、厥，以及中风、癃闭、关格、喘息、吐泻、出血等。我在临诊中，对高热、窍闭、腹痛等急症的治疗取得了一定的经验。今就 3 个证候的辨治体会琐谈一二。

1. 辨证要点

我认为，对于高热、窍闭、腹痛的辨证，应抓住四个环节，分清八纲，联系脏腑气血，明确致病因素，然后审证求因，审

因论治。

（1）抓望诊中之神色、舌苔

神色之鲜泽与晦黯，决定着邪正之盛衰与病情之顺逆。舌苔之厚薄、糙滑与黄白，决定着受邪之轻重以及津液盈亏之程度。口唇之焦燥与否，亦可作为重要参考。《伤寒大白》有"唇焦为食积"之说，乃是经验之谈。

（2）抓切诊中之按腹与切脉

腹痛拒按，胸腹烙手，足可反映里实之盛，如兼肢冷脉伏，更可佐证热深厥深。至于脉象，在急症中脉证不符者屡见不鲜，不能单凭脉象结代即轻率地认为气血虚衰而投炙甘草汤，应舍脉从证为要。

（3）抓闻声音，嗅气味

病人声音洪亮，语言清晰，热虽盛而病不重；病人语无伦次，或声音低微，热虽微而病反凶，所谓"实则谵语，虚则郑声"，是应当及时审察的。嗅病人排泄物气味的恶臭与否，对于辨别邪热之轻重，具有十分重要的作用。戴北山《广瘟疫论》强调这一诊法，可作为辨证时参考。还有闻呼吸之粗短、喘促，也是辨证重要的一环。

（4）抓问诊

问发病季节、时间、地点，以及饮食、劳逸、喜怒等情况；问病程经过，主要的自觉症状，既往史等。

2. 治疗原则

关于高热、窍闭、腹痛的治疗原则，一般说来：热者寒之，实者泻之。其在皮者汗而发之，窍闭者用凉开或温开以宣通，腑闭者用苦寒或咸寒以急攻。常用辛凉宣透、辛寒清气、甘寒清营、苦辛通降、芳香逐秽等法，这是众所周知的。我认为，治法虽然多样灵活，但关键应掌握一个"清"字与一个"通"字。同时，还须重视顾护津液，仲景急下存阴；叶天士提出："阳血若见，安胃为主；阴血若见，救肾为要。"又说："救阴不在血，而在津与汗。"蒲辅周提出："汗而毋伤，下而毋损。"这些均充分反映在急症治疗中，要特别注意顾护津液。

3. 病案举例

高热窍闭案

林某，女，5 岁。高热（40℃）持续 3 天，神识不清，两目时而直视，喉有痰声；呼吸迫促，手足瘛疭，不大便，腹柔软；小溲失禁，色黄量少；舌苔糙白，脉象滑数（146 次 / 分）。急以清热涤痰、息风宣窍。药用羚羊角 2.4g，紫雪丹（另服）、全蝎各 3g，郁金 4.5g，鲜菖蒲、知母、天竺黄、竹茹、连翘各 9g，金银花、生石膏、石决明各 30g，钩藤 15g。24 小时内鼻饲 2 剂，得大汗，翌晨热势渐退，神识渐清。3 天内随证略有加减，连服 6 剂，迅速好转，调治 10 余日而痊愈。

腹痛案

郭某，女，79 岁。剧烈腹痛、呕吐一昼夜不止，不大便且无矢气，经外科胃肠减压及肛管排气等措施，症状无好转。西医诊为"完全性肠梗阻"，将准备手术。患者因年事已高，要求中医治疗。症见腹部拒按，硬满而痛，脉细滑数，舌光无苔。阴分伤残已久，而现证则属腑实。幸神识清爽，并无高热，乃以急下存阴法。药用生大黄（后下）、元明粉（后下）、炒枳实、姜半夏、川朴各 9g，川连 4.5g，莱菔子 15g。煎服 1 剂，初服时随服随吐，后用生姜汁、鲜酱油佐服，少量多次频服，1 小时左右服完 200mL。2 小时后得矢气，9 小时后得大便，腹痛顿觉缓解，呕吐亦止，继用养胃阴、调腑道而安。

猫人参汤治疗肝硬化腹水黄疸的体会

无论什么原因引起的肝硬化发展到晚期，必然出现程度不同的腹水，有的伴发严重的黄疸。我在临床实践中，曾自拟猫人参汤煎剂治疗，疗效比较满意，将自拟方药组成、适应证、典型病例简介如下：

1. 基本方

由猫人参、茵陈、过路黄、石见穿、半枝莲、泽泻、车前草、郁金、延胡索、大腹皮、山楂等组成。

腹水多，腹胀甚，苔腻口不渴者，加苍术、川朴、青陈皮，或再加商陆等；肝区隐痛不已，加金铃子、赤芍、蓬莪术等；大便偏溏，食欲不振，轻度黄疸，苔薄黄微腻者，去过路黄、石见穿、郁金、延胡索，加姜半夏、陈皮、白术、六曲等；鼻衄齿衄，舌边尖红，脉小数，阴虚明显者，适当减去利水之药，加茅根、茜草、鳖甲等；黄疸消退，腹水基本消失，出现肝脾两虚脉证者，减去茵陈、过路黄、半枝莲、车前草，加党参、黄芪、白术、当归、山药、茯苓、杞子、桑寄生等。

2. 适应证候

当晚期肝硬化出现腹水伴黄疸（或无黄疸），具有腹胀、胁痛、食欲不振、口苦、溲赤、大便偏溏而不畅、舌苔黄腻、脉

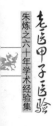

象濡数、身有微热者，虽然身体消瘦，精神萎靡，均可用上述基本方加减施治。

3. 典型病例

例一：王某，男，49岁，社员。1972年秋，患者因乏力、纳差2个月，黄疸1个月来我院就诊。症见形容憔悴，肌肉消瘦，面色晦黄，巩膜深黄，饮食不思；稍进糜粥，即感气闷，腹胀，右胁下隐隐刺痛，卧床不起，口苦腻而不渴，脉细弦而带数（体温37.2℃～37.6℃），舌质黯红，苔白腻，溲深赤如酱油汁，大便褐色（隐血试验阴性）。同年12月23日，经浙江医科大学第一附属医院检查：肝肋下三指，质坚硬，有结节，明显压痛，剑突下三指，质较硬，腹部移动性浊音（＋），脾（－）。肝功能：黄疸指数80单位，总胆红素129.96μmol/L，直接胆红素111.15μmol/L，锌浊4单位；谷丙转氨酶55单位；总蛋白5.8g/L，白蛋白3.3g/L，球蛋白2.5g/L；血清碱性磷酸酶26单位。诊断为肝硬化伴发阻塞性黄疸。该病员检查结束后，于次日即来我院就诊。经中西医结合治疗，西药采用50%葡萄糖、维生素C、肝太乐、维丙胺、蛋氨酸等；中药采用我的自拟方加减：猫人参、过路黄、茵陈、金钱草、石见穿、车前草、半枝莲各30g，郁金、延胡索、金铃子、青皮、白术、焦山楂各9g，焦六曲15g等出入。服药48剂，黄疸明显减退，食欲好转，腹部舒适，肝脏稍软，已能起床活动。后因停药数月复发，仍用前法治疗，先后共服中草药98剂而告基本痊愈。经某医院复查肝功能：黄疸指数9单位，总胆红素20.52μmol/L，总蛋白108.59μmol/L，白蛋白3.25g/L，球蛋白3.1g/L；锌浊、麝浊、谷丙转氨酶均正常。嗣后单用自拟方加减治疗，获得痊愈。多次复查肝功能无殊，参加劳动多年未复发。

例二：章某，男，56岁，社员。1977年12月来诊，症见面色、肤色、巩膜深度黄疸，色泽不鲜，有明显腹水，腹壁青筋暴露，溲赤如酱油汁，苔黄糙，脉濡小带数，经某医院检查：肝大剑下7cm，肋下7cm，质坚硬，触之不平，脾大7cm，质较硬。嘱转杭州某医院检查，经该院肝功能测定：黄疸指数190单位，总胆红素331.74μmol/L，直接胆红素191.52μmol/L，间接胆红素140.22μmol/L，谷丙转氨酶172单位，锌浊14单位，总蛋白7.6g/L，白蛋白3.6g/L，球蛋白4g/L。诊断：①血吸虫病肝硬化伴阻塞性黄疸；②肝硬化并发黄疸型肝炎。该病员经我辨证为：肝郁失疏，胆汁外溢，脾困失运，湿热内蒸。予清肝利胆、疏脾利湿之法。用自拟方加减：猫人参、半枝莲、生苡仁、过路黄各30g，茵陈、石见穿、谷麦芽、茯苓、泽泻、生瓦楞、郁金各15g，焦六曲、焦山楂各12g，大腹皮9g，青陈皮各4.5g等出入。连诊5次，服药60余剂，黄疸、腹水基本消退，肝质中，剑下由7cm缩至5cm，肋下缩至3.5cm，脾由7cm缩至4.5cm。经本院肝功能复查2次（最后一次于停药3个月后追踪复查）：黄疸指数10单位，胆红素直接反应阴性，麝浊5单位，总蛋白6.75g/L，白蛋白4.3g/L，球蛋白2.45g/L，谷丙转氨酶40单位以下，获得痊愈而参加农业劳动。

4. 体会

（1）肝硬化是一种常见的慢性病，是多种原因引起的肝脏慢性弥漫性炎症，或广泛的肝实质变性和坏死继续发展的结果。早期的临床表现，是以肝区疼痛、腹部不适、食欲不振、大便失调为主症，可归属于中医学的"胁痛""肝郁""癥瘕""积

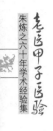

聚"等范畴；晚期的临床表现，大多面色黧黑、皮肤苍黄、腹胀如鼓、青筋暴露，有的伴发深度黄疸，则属于中医学的"鼓胀""单腹胀""黄疸"之类；若由血吸虫病引起的，可归属于"蛊胀"范围。

前人对肝硬化的病因病机、症状和体征，已有较详细的论述。如描述症状、体征为主的有《灵枢·水胀》说："鼓胀如何？腹胀身皆大，大与肤胀等也，色苍黄，腹筋起，此其候也。"记载病因病机方面的，如喻嘉言说："胀病不外水裹、气结、血瘀。"而《难经》在描述肝硬化导致阻塞性黄疸时说："脾之积，名曰痞气，在胃脘，复如盘，久不愈，令人四肢不收，发黄疸，饮食不为肌肤……"《诸病源候论》对于蛊胀的论述，提到，"此由水毒气结聚于内，令腹胀大……名曰蛊也"。李中梓说："蛊胀者中实有物，腹形充大，非虫即血也。"这些都充分反映了中医学对肝硬化的症状、体征和病因病机等早已有比较概括而明确的认识。

本病大多继发于传染性肝炎、血吸虫病、慢性胆道、肠道感染等因素引起。中医学认为，肝硬化的形成与肝、脾、肾三脏有关，其病理不外气滞、血瘀、水停。当气血水瘀滞，伤阳的固然不少，而化热伤阴的亦颇多见。我用自拟方治愈的病例多属肝肾阴伤，脾弱失运，湿热瘀结，胆液不循常道而外溢发黄；水气交阻而形成腹水的患者。这些患者多具有阴伤脾困，湿热痼结，本虚标实的病机特点。我体会，实是真实，虚则因实转化而来。如果不去其实，势必虚不能复。自拟方就是抓住病机的主要矛盾，先分消其湿热瘀结之实，待其湿化热清，气机通畅，胆液恢复常道排泄，脾气旺而运化功能转强，使其饮食渐增之时，适当辅以扶正则病程当可大大缩短。

我在治疗这种证候时，即使见其形羸肌削如柴，只要具有舌苔黄腻或白糙、腹胀如鼓、小溲赤少时，不论有无黄疸都可运用本方加减，不因其虚而过早使用补养扶正之剂。因为大抵补益之剂，一般多具有滋腻滞气之弊，用之不当反使气血越来越瘀，水湿郁热之邪更难消散排泄，导致肝脏慢性炎症以及坏死组织的蓄积，从而使血流更难通过肝脏，使肝实质的变性继续发展（即所谓实实）；凡属强攻逐水之药，都具有斩关夺门之功，对于腹水严重、病人胀闷难忍而正气尚足以支持者，可以暂用，确有捷效。但对上述本虚标实之证，往往在剧泻之后，可导致全身机能的进一步减弱，正气难支（即所谓虚虚），促使肝昏迷的容易发生。这些教训，屡见不鲜。

总之，对于治疗肝硬化如何恰当地运用攻补问题，我认为除应当全面考虑虚实主次，采取攻邪即所以安正、邪去则正自安外，还要掌握"沉疴之疾，药宜轻和"，慎重斟酌，以攻邪而不伤正、扶正而不碍邪为原则。

（2）对自拟方药理作用的分析：猫人参为猕猴桃属植物，镵合猕猴桃的根，有清热解毒、活血消肿的作用。配合石见穿活血消瘀；过路黄、茵陈、半枝莲利胆退黄、利水清热，对消除肝细胞炎症，增强胆汁分泌和排泄具有良效。此外，加入车前草、泽泻等较强利尿药，使尿素、氯化物及尿酸的排泄量可同时增加；再配以郁金、延胡索活血祛瘀、行气解郁，协同前药，促进肝脏循环，使其血流通畅，借以减低门脉高压，减少肝细胞的继续变性，同时可以扫除坏死组织，对改善肝功能具有积极的作用；大腹皮、山楂等行气消滞，调整消化功能，有利于促使食物中营养的吸收。在腹水、黄疸消退后，酌加白术、茯苓、孩儿参（或党参）、甘草、当归、丹参、松子、桑寄生等健脾补气、调肝养血等滋养强壮之品，对肝细胞的修复再生，以及全身机能的振奋、血液流量的增强都有良好的作用。上述药物根据各个不同阶段的临床表现，配伍加减使用，可以达到攻邪而不伤正、渗泄而不伤阴的目的。从整个处方药物组成来看似乎平淡无奇，然而实践证明，对于肝硬化晚期出现腹水、黄疸症状时，用之是有效的。

我采用自拟方治疗肝硬化腹水、黄疸的实践时，并不放弃辨证。也并不否定病情发展到脾肾阳虚、水邪泛滥时须用肉桂、附子、干姜、白术等温阳化水；肝肾阴伤、精血枯竭时，须用生地、二冬、杞子、鳖甲等滋养阴精；血瘀明显时，须用重剂活血化瘀等治法。

黄疸、鼓胀证治之我见

黄疸、鼓胀是中医临床上的两个不同病名。《内经》有"溺黄赤，安卧者，黄疸"（《素问·平人气象论》）、"身痛而色微黄，齿垢黄，爪甲上黄，黄疸也"（《灵枢·论疾诊尺》）的论述，以及"鼓胀何如？岐伯曰：腹胀，身皆大，大与肤胀等也。色苍黄，腹筋起，此其候也"（《灵枢·水胀》）的记载，说明对黄疸、鼓胀早在2000多年以前就已有比较明确的认识，从而作为固定的病名沿用至今，仍有其临床意义。

中医所称之为黄疸、鼓胀，既是两种疾病的病名，又属两种典型的临床表现。它不同于现代医学的诊断，因而是十分广义的，必须从整体上去认识它。临床上，黄疸、鼓胀可以分别出现，也可合并发生。我认为对于黄疸、鼓胀之证治，应当遵循以下原则：

1. 探病因病机，明虚实主次

黄疸、鼓胀大多发生于现代医学所称之肝炎、血吸虫病、急慢性胆道和肠道感染，以及癌肿等疾病。中医学认为，病因不外乎两大类。外因于六气、虫毒之侵扰，与夫饮食、酒醴之所伤。内因于情志气火之郁勃。其病机则为水停、热郁、气滞、血瘀，导致肝胆疏泄失职，脾胃输运无权，最后穷必及肾。当其气血水瘀郁滞日久之时，伤阳的固然不少，而化热伤阴的亦颇常见。《内经》有"诸腹胀大，皆属于热……诸病有声，鼓之如鼓，皆属于热"（《素问·至真要大论》），《伤寒论》有"瘀热在里，身必发黄"（238 条）的阐述。征之临床实践，确属至理名言。我观察到：临床多数病例表现为肝肾阴伤，脾弱失运，湿热蕴结，胆液不循常道而外溢发黄；水气瘀阻而形成鼓胀的属郁热偏实者居多。这些病例，大多具有虚实夹杂的特征。而此证实是真实，虚则因实转化而来。所以在审察病机时，应当首先分清它的虚实主次。

2. 辨常见证候，抓主要环节

中医学是从整体上审察证候的。因此，黄疸和鼓胀均应从病因病机上去认识疾病，而不可能十分具体地分清肝细胞性黄疸、阻塞性黄疸，以及肝炎、血吸虫病、酗酒和癌肿引起的鼓胀。它是通过一系列临床表现，运用四诊八纲去分析证候，从而得出黄疸、鼓胀之属热属寒、偏虚偏实等证型。众所周知：凡全身发黄，脘腹胀闷，小溲深黄，大便秘结或溏而不畅，舌苔黄腻或白腻，脉象濡数或濡缓等即属黄疸的常见证候。凡腹部胀大，纳食胀满，右胁隐痛，癥积坚硬，大便干溏不一，溲少而赤，时有鼻衄齿衄。病久则肤色黧黑，两目晦黄，面部布有红缕赤痕，或出现"朱掌"，舌苔黄腻或灰腻或白厚，脉象弦小或弦数或濡细等即属鼓胀的常见证候。在常见的黄疸、鼓胀中，其腹胀之程度以及面色、肤色、溲色、苔色等则是辨析的主要环节。只有明辨常见证候中的几个主要环节，则病无遁情了。

3. 论治法方药，从"实"字着眼

黄疸病属实热者占绝大多数，鼓胀则虚实夹杂者多。历代医家治法分成攻补两大法则。前贤均积累了许多宝贵经验，足可借鉴：以暴病宜速攻，久病宜扶正。并采取"治肝当先实脾"，健脾土以疏肝木、滋肾水以滋肝木；以及养血调肝、活血化瘀、温肾扶阳以利水邪诸法。但我临床实践体会：当其黄疸出现时，自应清利湿热，以急退其黄为要务。而鼓胀则同样应着眼于一个"实"字。因其实是真实，虚则由实转化而来。徐灵胎曾说"胀满之病，即使正虚，终属实邪"诚非虚语。我从这一实际出发，既不贸然投补，亦不孟浪用攻。10年来自拟了猫人参汤一方（猫人参、茵陈、过路黄、石见穿、半枝莲、泽泻、车前草、郁金、延胡索、大腹皮、山楂）旨在分清其湿热蕴结之实。待其湿化热清，肝胆疏泄复常而遂其条达之性。脾胃输运得健而中州斡旋有权，使壅滞去而木郁升。诸凡速攻求快，蛮补助壅，均不足取。《格致余论·鼓胀论》说"此病之起，或三五年或十余年，根深矣，势笃矣。欲求速效，自求祸耳"是有见地之言。自拟方既不求其速效，又能因势利导，缩短病程，清泄而不伤阳，疏利而不伤阴。即使形羸肌削如柴，只要具有苔黄腻或白腻，腹胀如鼓，小溲赤少，不论有无黄疸，径用本方加减，不因其虚而过早使用补养。因为大抵补益之剂，都具有滋腻滞气之弊。所谓参芪壅气，胶地碍血，用之不当，反使气血越来越瘀，水湿郁热之邪更难消散排泄（即所谓实实）。凡属强攻峻泻之药，都具有斩关夺门之功。对于闷胀难忍而正气尚足以支持者，可以暂用。但对虚实夹杂之证，往往剧泻之后，导致恶变（即所谓虚虚）。这些教训屡见不鲜。

4. 治验举例

例一：沈某，男，58岁，桐乡百桃乡人。1970年10月初诊。

患腹膨，足肿，目黄，溲赤已三月。浙江某医院检查：肝剑下5cm，肋下5cm，质硬。脾（－）。实验室检查：胆红素22.23μmol/L，黄疸指数12单位。麝浊20单位以上。锌浊17.7单位。谷丙转氨酶80单位。白蛋白3.2g/L，球蛋白3.5g/L。舌苔黄腻，脉象濡小。中医辨证为鼓胀伴发黄疸。用清肝疏脾法，以自拟方加减出入。一年中坚持服药200余剂，结合少量护肝西药。一年后，肝功能完全恢复正常，痊愈，迄今未复发。

例二：杜某，男，59岁，海宁某公司。1980年1月初诊。

起病半载，腹部膜胀，纳少神疲，小溲赤少，大便干燥，右胁下癥积，质硬拒按。面有赤累，"朱掌"明显。舌边尖红，苔薄黄腻，脉象弦小。经杭州某医院检查：肝剑下4.5cm，肋下2cm，质硬，有结节；脾未触及。实验室检查：黄疸指数7单位，麝浊9单位，锌浊18单位，谷丙转氨酶74单位，碱性磷酸酶81单位。总蛋白5.5g/L（白蛋白2.3g/L，球蛋白3.2g/L），AFP阳性。诊断为：①肝硬化；②肝癌待排。患者不愿进一步检查，而来我院中医治疗。辨证属湿热痼结引起的肝病鼓胀，

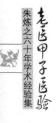

遂用自拟方加减。连续服药100剂以上。检查：总蛋白上升，白球倒置扭转，碱性磷酸酶下降。AFP转阴性。后守方续服100余剂，再经实验室检查，各项有关指标均已恢复正常。腹胀全消，食欲增进而自动停药，随访5年未反复。

从实践中体会，治疗急性阳黄可在短期内获效。而黄疸、鼓胀并存时，必争取早检查，早治疗。在正气尚足以抗邪之机，对辨证明确者，就要坚守主方，随证加减，并能坚持服药一二百剂，才能使病情缓解，以至痊愈。朱丹溪的谆谆告诫仍不失为当今治疗鼓胀之座右铭。但对那些病情已发展到正衰精竭，湿热瘀结难化之证候时，则自拟方亦未能克奏肤功。

本文关于黄疸、鼓胀证治之我见，着重阐明疏泄清化法之病机特点及其适应主证和自拟方疗效之一斑。但这绝不意味着猫人参汤一方能够以偏赅全，更不是试图以疏泄清化一法去否定前人行之有效的种种治法。错误之处，请同道教正。

高年眩冒一例辨治纪实

眩冒病名，见于《灵枢·海论》"髓海不足，则脑转耳鸣，胫酸眩冒，目无所见，懈怠安卧……诸风掉眩，皆属于肝"。对于本案的辨治，我初期按"内风"用药，不效；后按"肾亏""气虚"，亦因未抓住主要矛盾而效不显著。及后，始悟此乃气虚血瘀，"瘀血"在作祟，故施以益气化瘀为主之方，药竟中的，病遂霍然。个中疏忽、教训，至今记忆犹新，特录之以供同道参考。

患者程某，男性，80岁。1991年8月诊。始患高热，经

54

西医使用青霉素等治疗，热退而旋起眩晕不能转侧，虽以葡萄糖、能量、复方丹参注射液、低分子右旋糖酐静滴，并口服扩血管药、镇静药加中药煎剂等，眩晕无好转，卧床不能动弹，住院月余而抬回家中，在无计可施中，邀我往诊。症见面色潮红，形体消瘦，神志清晰，口唇微紫；舌质微黯，苔白腻薄黄，脉弦带促。自诉：头一动即感眩晕昏冒，出冷汗，觉恶心；头静止则诸症消失。纳食呆钝，口苦且腻，稍咳黏痰。大便先干后软，每日1次，小溲微赤；无寒热、头痛、胸痛症状。临床检查：血压150/90mmHg；心电图示：心房纤颤；脑电图示：椎－基底动脉弹性减退，余无异常；血、尿、大便常规、肝功能均无殊。我初诊认为证由风阳上扰，痰浊内阻，上则清窍被撼，中则胃失和降，宗《内经》"诸风掉眩皆属于肝"论治。予平肝潜阳，化痰降浊之方。药如：生石决明30g，钩藤、茯苓各15g，川连、陈皮各5g，姜半夏、川贝、夏枯草、天麻、生白术各10g。服7剂，除口苦好转、纳食较馨外，眩冒主症未见减轻，头部仍难转动，只能低枕平卧。

二诊：按"水不涵木，痰浊蔽窍，本虚标实"论治，投以杞菊地黄丸合半夏天麻白术汤加减。药用生地、茯苓、丹参各15g，山萸肉、泽泻、丹皮、天麻、姜半夏、生白术、菖蒲、杞子各10g，甘菊、龙胆草各5g。又7剂，仍未见起色，更因滋腻药而影响胃纳。

三诊：我细审脉证，患者舌质紫黯而色淡，眩晕发作时出冷汗，且显面色苍白，乃以东垣"脾胃气虚致眩"论治，改投补中益气合二陈、半夏天麻白术汤加减。药用黄芪、党参各30g，当归、生白术、姜半夏、陈皮、天麻各10g，升麻、柴胡、炙甘草、龙胆草各5g，生山楂、焦山楂、丹参各15g。服5剂，眩晕稍有减轻，头转动或起床大便，能坚持 3 ~ 5 分钟，胃纳好转。但续服 5 剂，效果又不明显，殊感棘手。

四诊：查此眩冒患于高年，症状比较复杂、特殊，前后变换治法 3 次，服药 20 余剂均未能切中病机，百思不得其解，遂向先贤著作请教，寻求良法，以冀突破难关。当翻阅古籍至《医林改错》与《医学正传·卷四·眩运门》时，始悟及瘀血亦可致眩！虽当今大专院校教材中有瘀血阻络引起眩晕之记载，因囿于"瘀阻必兼固定之头痛"的辨证，故未考虑及此。夫头为诸阳之首，补中益气汤能升发阳气，所以第三诊能获小效。但本例因瘀血踞于脉络，气血流行受阻，则阳气势难迅速升发，补中益气汤亦不易充分发挥药效。况患者口唇微紫，舌质微黯，脉弦而促，其瘀阻之征已露端倪。思其证属气虚血瘀，故借用王清任之黄芪桃红汤加味以益气消瘀，并佐以化痰蠲浊之品。药用黄芪、党参各30g，生白术、川芎、桃仁、王不留行、炒赤芍、当归、姜半夏、天麻、菖蒲各10g，丹参、生山楂、焦山楂各15g，红花、龙胆草各5g。试服 5 剂，患者诸症大减，已能起坐半小时。药既中的，效方增损，续进 20 余剂，病竟霍然而愈，后能扶杖出门步行。停药后随访半载，未见复发。

清热解毒、凉血滋阴法治愈重型"原发性血小板减少性紫癜"一例

费某，男，16 岁，贫下中农，丰士公社。

1972 年春，患者突然出现皮肤大片瘀斑，伴齿鼻衄血。经血小板检查仅 $10 \times 10^9/L$ 左右，即往外地某医院治疗，诊断为急

性重型"原发性血小板减少性紫癜"。住院两月余，使用大量激素、维生素 C、维生素 K，及少量多次输血和中药归脾汤等治疗，血小板徘徊在（9～20）×10⁹/L 之间，全身症状无明显好转。出院后，即来本院中医就诊。当时患者全身紫癜密集成片，微热（37.5℃左右），面浮潮红。口臭衄血，饮食尚可，小便量少，大便偏软，舌红苔黄，脉象弦数。辨证属热毒蕴胃，波及营血，迫血妄行，耗血伤阴之候。处方用：大青叶、紫地丁、黄精、藕节各五钱，丹皮、黑山栀、生甘草、黄明胶、焦山楂各三钱，生白芍四钱，鲜大生地、龟板、旱莲草、生地榆、仙鹤草、红枣各一两加减出入。服药 20 余剂后，症状开始稳定，血小板略有上升为（8～40）×10⁹/L，乃坚守原法，以后逐步好转。头几个月每天 1 剂，中途隔天 1 剂，最后剂量随病情好转而减轻。前后共服中药达 10 个月之多，血小板上升至 70×10⁹/L 以上，有时上升至 110×10⁹/L 才停药观察。于 1973 年冬，去上海某医院检查，血小板已上升到 130×10⁹/L，全身症状消失，紫癜不再出现。随访 1 年 10 个月，血小板稳定在 100×10⁹/L 以上，身体健壮，已参加农业生产劳动。

按："原发性血小板减少性紫癜"是血液系统的一种常见病，中医学将皮肤紫癜归属于"血证""发斑"等范畴，历代医家对皮肤出现紫色斑点的症状与病因病机有较多论述。如隋·巢元方说："斑毒之病乃热气入胃，而胃主肌肉，其热夹毒蕴积于胃，毒气熏发于肌肉而赤斑起，周匝遍体。"《中国医学大辞典》提到："斑点大小青紫状如葡萄，遍身散发，甚者邪毒攻胃，牙龈腐烂，血出气臭，形类牙疳。"本例从其临床证候来看，与前人所论述的颇相近似。但患者精神如故，身热和平，饮食能进，这同"温病发斑"有明显的区别，而与"脾虚不能统血"之血

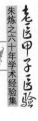

不循经所出现的癜又不一样。由于热毒灼伤营阴，故坚持"清热解毒，凉血滋阴"一法，能获全愈。

患者来本院治疗期间，未服"强的松"等激素，但同时服用维生素 C、B_1、B_6、K_4，安络血等西药一个阶段，亦有助于症状的加速控制。

下篇　验案采菁

一、中医病证

（一）内科

1. 咳嗽

（1）外感咳嗽二例

汪某，女，51 岁，人民医院工作人员。

初诊（1977 年 10 月 26 日）：感冒引起咳嗽，音嘶两旬未已，食欲不振。舌苔薄白，脉来弦细。当予宣肺泄感。

玉桔梗一钱	生甘草一钱五分	大力子三钱
净蝉衣一钱五分	粉前胡一钱五分	橘红络各一钱五分
姜半夏二钱	建神曲四钱	白茯苓四钱
光杏仁三钱	象贝母三钱	冬桑叶三钱

二诊：声音稍扬，咳嗽咯痰未松，食欲未振。舌苔薄白，脉来弦小。再予宣上疏中。

玉桔梗一钱	净蝉衣一钱五分	大力子三钱
生甘草一钱五分	粉前胡一钱五分	半贝丸（包）三钱
橘红络各一钱五分	建神曲四钱	光杏仁三钱
白茯苓四钱	谷麦芽各四钱	紫马勃一钱

曾某，男，30 岁，斜桥东风小学教师。

初诊（1977 年 1 月 16 日）：咳嗽反复不已 8 个月，胸透无

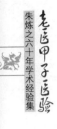

殊。舌苔薄白，脉来弦细。治以宣肺降气止咳。

玉桔梗一钱	生甘草一钱五分	光杏仁三钱
象贝母三钱	新会皮一钱	白芥子一钱五分
炒苏子三钱	远 志一钱	紫丹参五钱
降真香一钱	款冬花（包）三钱	大力子三钱

二诊（1月19日）：投肃肺止咳剂后，咳嗽减轻，惟胸次尚感窒闷。舌苔薄白，脉小而弦。心肺气虚明显，当气阴两顾，而以补气为主。

孩儿参五钱	粉沙参三钱	玉桔梗一钱
生甘草一钱五分	白茯苓四钱	石菖蒲一钱五分
制川朴一钱五分	养胃丸（包）一袋	炒建曲四钱
谷麦芽各五钱		

（2）内伤咳嗽三例

陈某，男，55岁，单位号码123。

初诊（1977年8月9日）：有肺结核史，最近咳嗽痰中带血。舌苔薄腻，脉来小弦而滑。治以清肺宁络止血。

青 黛五钱	蛤 壳四钱	粉沙参三钱
炒苏子三钱	金沸草三钱	代赭石六钱
茜草炭二钱	仙鹤草六钱	光杏仁三钱
鱼腥草一两	炙百部三钱	淡甘草一钱五分
焦山楂三钱		

二诊（8月11日）：咯血已止，咳嗽未已。再予肃肺，清热凉血。

青 黛五钱	蛤 壳四钱	粉沙参三钱
炒苏子三钱	代赭石五钱	仙鹤草五钱
鱼腥草一两	炙百部三钱	大麦冬三钱

淡甘草一钱五分　　白茅根一两　　　光杏仁三钱

萆　草一两

三诊（8月14日）：咳嗽已缓，动辄眩晕。苔糙白，脉弦小。当予上法，肃肺调肝。

煅蛤壳四钱　　　　粉沙参三钱　　　炒苏子三钱

仙鹤草五钱　　　　鱼腥草五钱　　　孩儿参四钱

萆　草五钱　　　　白蒺藜三钱　　　炒当归三钱

焦山楂三钱　　　　谷麦芽各四钱　　白茯苓四钱

张某，女，43岁。

初诊（1978年4月10日）：木火刑金，肺失肃降。咳嗽气逆，冒热阵作，面赤如醉。舌中剥，苔薄黄。当予平肝清火，以肃肺金。

珍珠母一两　　　　青　黛一钱　　　蛤　壳五钱

赤白芍各三钱　　　紫丹参五钱　　　粉丹皮三钱

代赭石（先）一两　金沸草三钱　　　光杏仁三钱

炒苏子三钱　　　　象贝母三钱　　　远　志一钱五分

生甘草一钱五分

二诊（4月13日）：平肝清火，以肃肺金。冒热减轻，咳嗽气急未已。舌中剥，脉小弦。再予上法出入。

珍珠母一两　　　　青　黛一钱　　　蛤　壳五钱

赤白芍各三钱　　　板蓝根三钱　　　紫丹参五钱

粉丹皮三钱　　　　代赭石（先）一两　金沸草（包）三钱

光杏仁三钱　　　　象贝母三钱　　　远　志一钱五分

生甘草一钱五分　　粉沙参三钱

三诊（4月18日）：冒热续减，咳嗽亦稀。舌中剥，脉小弦。再予平肝清火，以清肺金。

珍珠母一两	青　黛一钱	蛤　壳五钱
赤白芍各三钱	板蓝根三钱	紫丹参五钱
代赭石（先）五钱	金沸草（包）三钱	炙百部三钱
大麦冬三钱	象贝母三钱	炒苏子三钱
生甘草一钱五分		

朱某，女，71 岁。1978 年 5 月初诊。

木火刑金灼络，咳嗽咯血，经久不已，脉象小弦带数。当予养阴熄火清肺。

生龟甲五钱	白茅根五钱	女贞子三钱
旱莲草三钱	粉丹皮三钱	地骨皮三钱
粉沙参四钱	大麦冬二钱	蒲黄炭一钱五分
葎　草一两	鱼腥草五钱	青　黛一钱
蛤　壳五钱		

2. 气喘

（1）寒喘二例

宓某，女，16 岁。

初诊（1977 年 1 月 20 日）：痰饮阻肺，气道不畅，昨夜气喘复发。舌红苔黄，脉小滑带数。当予清热肃肺，化痰平喘，佐入扶正。

炙麻黄八分	光杏仁三钱	鱼腥草一两
象贝母三钱	桑白皮三钱	葶苈子二钱
新会皮一钱五分	白芥子一钱五分	白茯苓四钱
粉前胡二钱	绵黄芪四钱	炙甘草一钱五分
四剂		

二诊（11 月 30 日）：前投清热肃肺、化痰平喘之剂，诸恙

明显获减，目前食后脘胀便溏。舌红苔腻黄中剥，脉小滑带数。再予上法，佐入健脾。

鱼腥草一两	象贝母三钱	光杏仁三钱
葶苈子一钱五分	炙麻黄五分	桑白皮三钱
炒苏子三钱	大力子三钱	白茯苓四钱
粉沙参三钱	焦山楂四钱	炙甘草一钱五分

周某，男，13 岁。

初诊（1977 年 9 月 22 日）：咳嗽气急，咯痰不松。当予肃肺化痰。

鱼腥草一两	粉前胡二钱	白　前二钱
炙麻黄六分	光杏仁三钱	象贝母三钱
玉桔梗一钱	生甘草一钱五分	半夏曲二钱五分

二诊（9 月 30 日）：服上方诸症获减，再予化痰平喘。

鱼腥草一两	粉前胡二钱	白　前三钱
生甘草一钱五分	光杏仁三钱	麻　黄五分
粉沙参三钱	象贝母三钱	半夏曲二钱五分

（2）痰热阻肺二例

郭某，男，63 岁。

初诊（1976 年 12 月 31 日）：肺心病，最近咳嗽加重。痰热内阻，痰多而腻。肺失肃降，胸闷气急，脘胀纳呆。舌苔薄黄，脉来小滑。当予涤痰清热，肃降肺胃。

粉沙参三钱	桑白皮三钱	淡黄芩一钱五分
炒苏子四钱	化气丸（包）四钱	青陈皮各一钱五分
金沸草（包）三钱	福泽泻四钱	鱼腥草一两
代赭石（先）五钱	葶苈子三钱	焦六曲四钱
三剂		

二诊（1997年1月3日）：投降气平喘，咳嗽略有减轻。舌苔薄黄，脉来小滑。再予上法出入。

粉沙参三钱　　　　桑白皮三钱　　　　炒苏子四钱
化气丸（包）四钱　福泽泻四钱　　　　鱼腥草一两
代赭石（先）五钱　葶苈子三钱　　　　焦六曲四钱
白茯苓五钱　　　　生甘草一钱五分　　制川朴一钱五分
四剂

三诊（1月8日）：咳嗽气喘续减，脘胀亦减，舌根腻浊。再予上法出入。

制川朴二钱　　　　化气丸（包）五钱　青陈皮各一钱五分
大腹皮三钱　　　　炒苏子三钱　　　　金沸草（包）三钱
光杏仁三钱　　　　象贝母三钱　　　　粉沙参三钱
鱼腥草三钱　　　　煅蛤壳五钱　　　　桑白皮三钱
四剂

周某，女，57岁。

初诊（1978年4月9日）：肺气肿，肺心病早期，继发感染。气喘咳嗽，咯痰不松。脉数，唇绀，舌紫苔黄。当予清肺化痰、行气活血。

鱼腥草一两　　　　连翘壳三钱　　　　金银花五钱
茅芦根各五钱　　　冬瓜子四钱　　　　川郁金三钱
紫丹参五钱　　　　粉丹皮三钱　　　　象贝母三钱
石菖蒲一钱五分　　莱菔子三钱　　　　白芥子一钱五分
丝瓜络三钱
三剂

二诊（4月13日）：气喘咳嗽，缓而未已，纳少便结。唇绀苔糙，脉小滑带数。肺胃痰热尚盛，再予清化。

鱼腥草一两	粉沙参四钱	茅芦根各五钱
冬瓜子四钱	瓜蒌皮三钱	象贝母三钱
桑白皮三钱	地骨皮三钱	光杏仁三钱
紫丹参五钱	川郁金三钱	姜半夏二钱

三剂

（3）痰湿阻肺一例

陈某，男，64 岁。

初诊（1978 年 4 月 17 日）：体温 37.1℃，痰湿停留，肺失肃降。咳嗽气喘，咯痰不松。实热如疟，营卫不和也。舌苔薄腻微黄，脉象弦小而滑。当予涤痰化湿，以肃其肺。

鱼腥草一两	菫　草一两	大力子三钱
地骨皮三钱	桑白皮三钱	炒苏子三钱
光杏仁三钱	象贝母三钱	姜半夏二钱
化橘红一钱五分	生苡仁四钱	白茯苓四钱

二诊（4 月 20 日）：再予上法，肃肺化痰。

鱼腥草一两	炒苏子三钱	葶苈子三钱
福泽泻四钱	车前子三钱	炒天虫三钱
白茯苓四钱	冬瓜皮三钱	桑白皮三钱
炙麻黄一钱	生甘草一钱五分	制川朴一钱五分

（4）虚喘一例

徐某，男，52 岁，住院病人。1976 年 12 月 10 日诊。

肺阴损伤，肺气失降。呼吸迫促，痰多而韧。精神萎靡，面容憔悴。脉细，舌淡，苔干腻。正虚邪恋，病情危重。

西洋参三钱	蛤　蚧一对	粉沙参三钱
川贝母三钱	石　斛四钱	姜半夏二钱
鲜淡竹沥三钱	旋覆花三钱	冬瓜子三钱

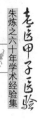

（5）脾虚咳喘一例

高某，男，54岁。1977年2月诊。

脾虚生痰，传肺作咳。咳嗽气喘，咯痰不松，面浮无华，苔白脉小。当予温药，健脾化痰。

潞党参一两	炒白术三钱	炮姜炭三钱
制川朴二钱	白茯苓四钱	福泽泻四钱
象贝母四钱	养胃丸一包	煅瓦楞五钱
焦六曲四钱	炒苏子三钱	金沸草三钱

四剂

3. 咯血

（1）风热灼肺一例

朱某，女，64岁。

初诊（1977年9月20日）：体温39.8℃，高热，咳嗽咯血。脉数，苔黄。治以清热肃肺。

鱼腥草一两	荸草一两	粉沙参三钱
金银花五钱	连翘壳三钱	白茅根五钱
谷麦芽各五钱	焦六曲四钱	仙鹤草五钱

二剂

二诊（9月22日）：体温38.5℃，热度略退，咳嗽咯血未缓，脉犹数，110次/分，苔薄黄。再予清肺祛热。上方去银花、六曲；加白薇三钱，地骨皮三钱，百部一钱五分。

三诊（9月28日）：热度渐退，咳嗽渐稀，咯血渐止。再予上法去黄芩、银花、连翘、谷麦芽，加黛蛤散、藕节、十灰丸。三剂。

68

（2）肝火犯肺一例

姚某，女，58 岁，横港胜利。

初诊（1977 年 6 月 13 日）：反复咯血，呼吸急促。眩晕如旋，脘闷如塞。舌苔薄黄，脉来小弦。当予肃肺平肝。

煅蛤壳四钱	茜根炭三钱	川郁金三钱
粉丹皮三钱	参三七一钱	淡黄芩一钱五分
炒苏子三钱	双钩藤四钱	焦山楂三钱
白蒺藜三钱		

二剂

二诊（6 月 15 日）：咯血已止，胸闷未舒，头晕未愈。再予肃肺平肝。去茜根炭、郁金、丹皮、参三七；加沙参三钱，象贝母三钱，杏仁三钱，代赭石五钱，珍珠母一两，桑寄生四钱。

三剂

三诊（6 月 17 日）：咯血已止，头晕好转，胸次尚感窒闷，脉来小弦。再予上法出入。上方去象贝母、杏仁、桑寄生、珍珠母；加佛手一钱五分，建神曲四钱，制香附四钱。三剂。

（3）气阴两虚，火旺灼肺一例

邬某，男，28 岁，木帆社。

初诊（1978 年 1 月 2 日）：有支气管大咯血史，1 周前咯血复萌，经西医治疗后好转。目前胸闷如塞，咳嗽咯痰不松。面㿠，舌胖脉细。气阴两虚，火旺灼络。当予宁络。

孩儿参四钱	怀山药四钱	生白术三钱
炙甘草一钱	粉沙参三钱	大麦冬三钱
焦山楂四钱	煅蛤壳四钱	焦山栀三钱
侧柏炭三钱	鱼腥草一两	象贝母三钱
四剂		

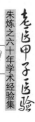

二诊（1月9日）：今日咯血加剧，胸闷气逆，舌尖糜烂，脉细带数。当予降火宁络。

青黛拌蛤壳五钱	大麦冬三钱	黑山栀三钱
炒丹皮二钱	炒苏子三钱	降真香一钱五分
侧柏炭三钱	小蓟炭三钱	鱼腥草一两
瓦楞子五钱	仙鹤草五钱	粉沙参三钱

二剂

三诊（1月12日）：咯血已有好转。再予益气养阴，宁络止血。

孩儿参四钱	龟　甲五钱	生地汁二支
黛蛤散五钱	鲜石斛四钱	粉沙参三钱
参三七一钱	鱼腥草一两	侧柏炭三钱
茜　草三钱	仙鹤草五钱	炒丹皮三钱

四诊（1月15日）：咯血虽减，但胸闷咳嗽未已，脉弦，冒热仍作，应注意反复。

上方去孩儿参、生地汁、鲜石斛、沙参、侧柏炭、炒丹皮；加炒苏子四钱，象贝母三钱，瓦楞子四钱，代赭石五钱，十灰炭五钱，焦山楂三钱。二剂。

五诊（1月18日）：咯血已止，咳嗽仍剧。胸闷隐痛，头晕阵作。口干苔腻，脉弦。平肝肃肺止血。上方去象贝、瓦楞子、十灰炭、龟甲；加黄芩二钱，郁金三钱，降香三钱，钩藤四钱，沙参三钱，杏仁三钱。三剂。

4. 咽喉痛

金某，男，59 岁。

初诊（1978 年 1 月 4 日）：阴虚肝旺，火炎于上。患慢性咽喉炎已1年多，咽喉梗痛，咯痰带红。面赤舌红，脉小带数。当养阴清火为主。

龟　甲五钱	女贞子三钱	旱莲草三钱
丹　皮三钱	京玄参三钱	夏枯草三钱
马　勃一钱五分	飞青黛一钱	黑山栀三钱
山　楂三钱	生甘草一钱五分	谷麦芽各五钱

四剂

二诊（1月8日）：喉痛略减，咽赤未消。再予养阴，以清浮游之火。上方去马勃、山栀、山楂；加生地汁二支，沙参三钱。四剂。

钱某，男，26岁。

初诊（1978年1月3日）：喉痛已数月，一度加剧，目前夜有盗汗。心肺阴虚，火炎于上。方寸之地被灼，当养心肺，并清其火。

粉沙参三钱	玄　参三钱	麦　冬三钱
粉丹皮三钱	山　栀三钱	夏枯草三钱
山豆根三钱	板蓝根五钱	女贞子三钱
旱莲草三钱	鱼腥草一两	苍耳子三钱

四剂

二诊（1月8日）：体温37.2℃，X线胸透无殊。服上方喉痛未已，吞咽困难。脉象数，舌苔黄。当再养阴清火。

鲜石斛五钱	上川连一钱	天花粉四钱
京玄参三钱	夏枯花三钱	板蓝根五钱
鱼腥草一两	象贝母三钱	粉丹皮三钱
黑山栀三钱	蒲公英一两	金银花五钱

三剂

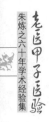

5. 泄泻

（1）脾胃阳虚三例

骆某，女，59岁。

初诊（1977年9月18日）：肾阳不足，气化失职。脾运不力，完谷不化。大便溏泄，膀胱不约。小便失禁，腰酸乏力。舌苔淡白，脉来濡小。当温肾阳，以健其脾。

熟附子一钱五分	紫肉桂八分	仙灵脾三钱
补骨脂三钱	炒白术三钱	潞党参四钱
焦六曲四钱	焦山楂三钱	谷麦芽各四钱
白茯苓四钱	炮姜炭一钱五分	炙甘草一钱五分

三剂

二诊（9月23日）：脾肾阳虚，大便溏泄，小便失禁，服上方稍有好转。再予脾肾两顾。上方去茯苓，加木香一钱五分。四剂。

三诊（10月10日）：昨日开始吃饭，证实肠胃功能逐渐恢复。再予甘温理中。

党　参四钱	炒白术三钱	广木香一钱五分
焦六曲四钱	焦山楂四钱	谷麦芽各四钱
炮姜炭一钱五分	乌贼骨三钱	台乌药三钱
煅牡蛎二钱	菟丝子三钱	白茯苓四钱

四剂

何某，男，52岁。

初诊（1977年10月25日）：入春形寒，五更泄泻。腰酸腹胀，头晕肢冷。舌苔薄白，脉来弦小。脾肾阳虚，当附子理中汤加味。

熟附子一钱五分　　潞党参四钱　　　炮姜炭一钱五分

炒白术三钱　　　　补骨脂三钱　　　煨肉果一钱五分

仙灵脾三钱　　　　益智仁三钱　　　延胡索三钱

炙甘草一钱五分　　广木香一钱五分　大白芍二钱

坎　炁二条

四剂

二诊（11 月 1 日）：再予上法出入。

熟附子一钱五分　　潞党参五钱　　　炒白术三钱

炙甘草一钱五分　　炮姜炭一钱五分　补骨脂三钱

煨肉果一钱五分　　益智仁三钱　　　五味子一钱五分

煨木香一钱五分　　仙灵脾三钱　　　鹿角霜三钱

菟丝子三钱　　　　甘杞子四钱

五剂

张某，男，28 岁，地质队员。

初诊（1978 年 4 月 16 日）：久泻伤肾，肾阳不足。脾土失运，腰酸肢冷，腹中鸣响。苔薄腻，脉濡小。当予温肾健脾。

紫肉桂一钱　　　　熟附子一钱五分　炮姜炭一钱五分

炒白术四钱　　　　潞党参四钱　　　大白芍五钱

补骨脂三钱　　　　煨肉果一钱五分　白茯苓四钱

焦山楂三钱　　　　谷麦芽各五钱　　炙甘草一钱五分

四剂

二诊（4 月 20 日）：腹鸣而兼隐痛，大便溏薄。食欲不振，口苦或淡。舌苔薄黄而腻，脉来濡小。当再温肾健脾。上方去肉桂、补骨脂、肉果、茯苓、谷麦芽；加木香一钱五分，乌药三钱，六曲四钱，川朴、黄柏各一钱五分。四剂。

三诊（5 月 15 日）：脾肾两虚，肝气横逆。腹部偏左作痛，

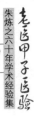

大便溏而不畅。脉细而弦，舌苔薄腻。当再温肾健脾、泄肝和胃。

仙灵脾三钱	淡附子一钱五分	潞党参五钱
炮姜炭一钱五分	大白芍三钱	广木香一钱五分
台乌药三钱	焦山楂三钱	淡黄芩一钱五分
炒白术三钱	煅牡蛎五钱	焦六曲三钱

四剂

四诊（5月18日）：腹部攻撑作痛，大便溏而不畅。脾肾两虚，肝气偏旺。舌苔薄腻，脉来弦小。当予泄肝扶脾为主。

大白芍三钱	广木香一钱五分	台乌药三钱
淡黄芩一钱五分	炒白术三钱	败酱草五钱
煅牡蛎八钱	焦六曲四钱	炮姜炭一钱五分
制川朴一钱五分	青陈皮各一钱五分	焦山楂三钱

四剂

（2）肝气乘脾一例

陈某，女，海袜工厂工人。

初诊（1978年4月13日）：腹鸣便溏已数年，伴月经失调。舌苔薄黄，舌边微紫。脉象小数，身体消瘦。当予调理肝脾。

大白芍三钱	炒白术三钱	炒防风一钱五分
新会皮一钱五分	广木香一钱五分	炮姜炭一钱五分
焦山楂三钱	炙甘草一钱五分	怀山药五钱
焦六曲三钱	谷麦芽各五钱	炒乌梅一钱五分

四剂

二诊（4月18日）：肝脾失调，腹鸣便溏已数载。当再调肝理脾。上方去防风、乌梅；加孩儿参五钱，紫肉桂一分。四剂。

朱炼之六十年学术经验集

（3）脾胃虚弱二例

韩某，男，58 岁，内务局工作人员。1977 年 8 月 23 日诊。

大便溏泄，次数较多。脾虚失运，肠失传导。当予益气健脾，整理肠道。

潞党参五钱	炒白术三钱	炮姜炭一钱五分
煨木香一钱五分	焦山楂三钱	焦六曲四钱
象贝母一钱五分	紫丹参三钱	煅牡蛎五钱
福泽泻三钱	白茯苓四钱	石菖蒲一钱五分

五剂

沈佩珍，女，66 岁。1978 年 2 月 19 日诊。

大便稀溏，脱肛。中气不足，清阳下陷。当予补中益气为主。

潞党参五钱	绵黄芪三钱	炙升麻一钱
炒白术三钱	炒枳壳二钱	新会皮一钱五分
炮姜炭一钱五分	焦山楂三钱	炒当归三钱
大白芍二钱	炙甘草一钱五分	大川芎一钱
谷麦芽各五钱		

三剂

（4）感受暑湿一例

周某，女，28 岁。1977 年 7 月 19 日诊。

感受暑湿，始起腹泻，继而纳钝，肢软神疲。舌苔薄腻微黄。当予清理胃肠。

广藿香三钱	陈　皮一钱五分	制川朴一钱五分
枳　壳二钱	白　术三钱	炒苡仁四钱
焦六曲四钱	党　参四钱	蒲公英四钱
金钱草一两	茯　苓四钱	淡甘草一钱

三剂

（5）湿热下迫一例

朱某，女，36 岁。1977 年 9 月 12 日诊。

湿热下注，腹痛腹泻，里急后重，胃纳不馨，口苦。苔黄腻，脉来濡小带数。治以清利为主。

煨葛根二钱	淡黄芩二钱	生苡仁四钱
大腹皮三钱	广藿香一钱	制川朴一钱五分
茯　苓四钱	青陈皮各一钱五分	焦六曲四钱
焦山楂四钱	淡甘草一钱五分	广木香一钱五分

三剂

（6）湿食互滞一例

郁文原，女，78 岁。1977 年 7 月 29 日诊。

湿食互滞于中，胃肠传化失职。腹痛吐泻，兼有身热。舌苔薄黄，脉来弦数。当予清理肠胃。

焦六曲四钱	焦山楂三钱	谷麦芽各四钱
新会皮一钱五分	广木香一钱五分	广藿香二钱
大腹皮三钱	淡甘草一钱五分	

6. 便秘

（1）阳明实结三例

沈某，男，55 岁，外科 3 房。

初诊（1978 年 2 月 15 日）：素有胃病，九天前做阑尾切除术后，第 3 天已有矢气及通便。但第 4 天又便闭，伴胃脘胀痛、呕吐腐酸。苔腻，脉细弦。为胃失和降，浊气上逆之证。拟通腑导滞，急则治标。

生大黄三钱	炒枳壳二钱	川　朴三钱

建神曲四钱	制半夏二钱	木　香二钱
莱菔子三钱	青陈皮各二钱	茯　苓四钱
旋覆花二钱	代赭石（先）五钱	黄　芩二钱

一剂

为了防止呕吐不能服药，另配制姜汁汤先服止呕。

生姜数片捣汁，加入鲜酱油、味精，用温开水冲服，药前服 50mL。

二诊（2 月 16 日）：投小承气汤加味，腑气得行，大便得通，呕吐已止，脘未知饥。脉小，面容憔悴。除予和胃化滞通腑外，建议进一步做胃部检查。

制半夏二钱	制川朴二钱	白茯苓四钱
青陈皮各二钱	淡黄芩二钱	建神曲四钱
煅瓦楞四钱	蒲公英一两	沉　香一钱
制香附四钱	二剂	

陈某，男，43 岁。

中上腹部疼痛 2 天，目前恶心呕吐、胸腹胀满、发热身重、大便秘结、小便色黄。脉象弦数，舌苔黄腻，舌质偏红。阳明热结，当急泻之。

生大黄三钱	厚　朴三钱	元明粉三钱
枳　实三钱	青陈皮各三钱	上川连一钱
甘　草一钱五分	姜半夏二钱	广木香二钱
吴　萸五分	炒龙胆一钱	蒲公英一两

一剂

陈某，男，55 岁。1978 年 9 月 19 日诊。

患胆囊炎、胆石症。右上腹痛，大便数日未通。舌苔薄糙，脉来小弦。当予消炎利胆通腑。

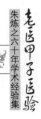

金钱草二两	青陈皮各三钱	延胡索三钱
广木香二钱	石见穿一两	瓦楞子五钱
生大黄一钱五分	元明粉一钱五分	炒枳壳二钱
制川朴二钱	大腹皮三钱	焦六曲五钱
生甘草二钱		

三剂

（2）气滞便秘三例

陈某，女，39岁。

初诊（1977年11月8日）：腹部胀痛，大便艰难。食欲不振，脉来细滑。当予苦辛通降。

全瓜蒌五钱	木香槟榔丸五钱	大腹皮三钱
青陈皮各二钱	金钱草一两	蒲公英五钱
蓬莪术三钱	吴萸五分	炒龙胆一钱
生香附五钱	谷麦芽各五钱	火麻仁三钱

三剂

二诊（11月11日）：用苦辛通降、通腑导滞后，大便已通，再予上法出入。

全瓜蒌五钱	广木香一钱五分	槟榔三钱
蓬莪术三钱	火麻仁三钱	香附四钱
蒲公英一两	金钱草一两	青陈皮各三钱
吴萸一钱	炒龙胆一钱	谷麦芽各五钱

三剂

王某，男，48岁。

初诊（1978年1月3日）：急性胰腺炎，住院已12天。目前痛势虽缓，但脘室便闭，苔糙脉小。当予苦辛通降。

吴萸一钱	炒龙胆一钱	广木香一钱五分

蒲公英五钱	金钱草五钱	青陈皮各一钱五分
煅瓦楞四钱	佛手片三钱	延胡索三钱
大腹皮三钱	采云曲四钱	荜澄茄一钱五分
生甘草一钱五分		

二诊（1月5日）：董浩会诊：胰腺炎已20余年，手术后亦已7载。日来病势尚稳定，腑气自行。苔薄黄微腻，中脘按之微痛。拟疏泄理气。

制香附三钱	金钱草五钱	广郁金三钱
金铃子三钱	青陈皮各一钱五分	大腹皮三钱
蒲公英五钱	延胡索三钱	采云曲三钱
冬瓜仁四钱	生谷芽五钱	

三剂

三诊（1月8日）：董浩会诊：苔已退，根尚薄腻。中焦积滞已化，腑气自行。胰腺炎病久，再拟调中疏化。上方去金铃子、延胡索；加山海螺四钱，生苡仁五钱，朱茯苓四钱。五剂。

李某，女，62岁。

初诊（1977年9月13日）：患者于9月1日吃螺蛳后，发生呕吐、腹痛、腹泻，水样便，一日多次，伴发烧。西医诊为急性胃肠炎，住院治疗。先后服用氯霉素、痢特灵、四环素，以及补液等西医治疗7天后，上述症状被控制。但病人转为便秘，7天大便不通。请中医会诊时，脘闷如塞，嗳气不畅。舌苔糙腻，脉弦数。为湿热内阻，胃失通降。治以苦辛通降。

吴　萸五分	炒龙胆一钱	蒲公英五钱
荜澄茄一钱五分	新会皮一钱五分	广藿香三钱
瓦楞子五钱	佛手片一钱五分	生香附三钱
焦六曲四钱	谷麦芽各五钱	生甘草一钱五分

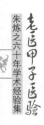

川朴花一钱五分

三剂

二诊（9月15日）：服药一剂后，大便即通；三剂服完，自觉精神已爽，胃呆、脘闷、口黏腻均有好转。再予原方去藿香，加茯苓，以巩固疗效，三剂后愈而出院。

（3）湿热伤津一例

张某，男，31岁。1978年1月9日诊。

口渴喜饮，大便干燥。食欲差，腰酸痛。脉象小弦，舌苔腻黄。湿热内阻，阳明通降失司。

鲜石斛五钱	芦　根五钱	天花粉四钱
旱竹茹三钱	枳　壳二钱	鱼腥草一两
瓜蒌皮三钱	郁　金三钱	嫩白薇三钱
蒲公英一两		

三剂

7. 黄疸

施某，男，46岁。

初诊（1978年2月13日）：半月来，脘闷且痛。面目发黄，小溲赤少，大便艰难，4日一行。苔薄腻，脉小弦。肝胆湿热，治拟疏肝利胆。

绵茵陈三钱	黑山栀三钱	制大黄一钱五分
过路黄五钱	车前草四钱	龙胆草一钱
福泽泻四钱	广木香一钱五分	焦山楂四钱
建神曲四钱	谷麦芽各五钱	大腹皮三钱

三剂

二诊（2月15日）：服上方，脘闷且痛，面目发黄，小溲赤少，大便艰难均获缓解，纳谷尚可。苔薄腻，脉小弦。再予疏肝利胆、清化湿热。上方去大黄、建曲、谷麦芽，加垂盆草五钱，米仁五钱，川朴一钱五分。四剂。

2月16日肝功能检查：黄疸指数24单位，谷丙转氨酶128单位。

三诊（2月22日）：诸症已减，又起失眠。前方加丹参五钱。四剂。

石某，女，45岁。

初诊（1977年6月10日）：巩膜发黄，脘胁胀痛。6月1日于人民医院做肝功能检查：黄疸指数10单位。当予疏肝利胆。

绵茵陈四钱	过路黄四钱	金钱草五钱
青陈皮各一钱五分	谷麦芽各四钱	制香附三钱
川郁金三钱	八月札一钱五分	紫丹参四钱
佛手片一钱五分	白茯苓四钱	福泽泻三钱

四剂

二诊（6月17日）：病情如前，再予疏肝利胆退黄。上方去青陈皮、制香附、八月札、佛手片、白茯苓，加米仁一两，鸡内金三钱，田基黄五钱，红枣一两。五剂。

三诊（6月29日）：巩膜黄染渐退，舌苔尚黄。再予疏肝利胆退黄。上方续服五剂。

盛某，女，26岁。

初诊（1978年4月14日）：流产后20天，近来脘胀纳钝，肢酸，巩膜微黄。苔腻，脉数。当予清利湿热为主。

绵茵陈四钱	金钱草一两	过路黄五钱
田基黄四钱	淡黄芩一钱五分	青陈皮各一钱五分

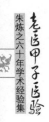

炒枳壳二钱	姜半夏二钱	生苡仁五钱
白茯苓四钱	制川朴一钱五分	川郁金三钱

四剂

二诊（4月17日）：昨日经水来潮，且多白带，流产后二十余天。脘胀，巩膜微黄。脉小弦带数，黄疸指数 8 单位，谷丙正常。当再清利湿热为主。

上方去金钱草、青陈皮、茯苓、郁金；加益母草三钱，艾叶一钱五分，甘草一钱五分，焦山楂三钱。四剂。

蒋某，女，29 岁。

初诊（1977 年 7 月 18 日）：胆胃不和，湿热蕴结。巩膜微黄，右胁胀痛。舌苔薄腻，脉来弦小。当和胆胃，以清湿热。

金钱草一两	软柴胡一钱五分	淡黄芩一钱五分
青陈皮各一钱五分	制香附三钱	佛手片一钱五分
制川朴一钱五分	生甘草一钱五分	生苡仁五钱
白茯苓四钱	鸡内金三钱	海金砂包煎五钱

四剂

二诊（8月5日）：巩膜黄染已退，右胁胀痛已愈，胃纳未馨。湿热未清，再予利胆和胃。上方续服四剂。

8. 心悸

（1）心神不宁二例

陈某，女，36 岁。

初诊（1977 年 7 月 1 日）：人民医院诊断为"心动过速原因待查""植物神经紊乱"。目前心悸，怔忡，胸闷如塞。脉象细数，舌苔薄黄。当予养心调肝。

紫丹参四钱	川郁金三钱	降 香一钱五分

西琥珀一钱五分　　石菖蒲三钱　　　朱茯苓四钱

煅牡蛎六钱　　　　淮小麦四钱　　　夜交藤四钱

淡甘草一钱五分　　炒谷芽四钱

三剂

二诊（7月4日）：心悸怔忡，胸闷如塞。舌苔薄黄而腻，脉来小弦带数。再予养心调肝。上方续服三剂。

三诊（7月10日）：心悸怔忡已获好转，昨起口内起腐。当予上法。三剂。

杨某，女，25岁。1978年5月30日诊。

心悸胸闷，失眠多梦，数月前曾患病毒性心肌炎。脉象小弦带数，舌苔薄腻微黄。当予养心宁神。

紫丹参四钱　　　　降　香一钱五分　　夜交藤四钱

合欢皮三钱　　　　琥　珀一钱五分　　柏子仁三钱

朱茯苓四钱　　　　甘　草一钱五分　　鸡血藤四钱

生焦山楂各三钱　　谷麦芽各四钱　　　仙鹤草四钱

四剂

（2）心血不足一例

李某，男，57岁。1978年5月18日诊。

心主血而载神，心血虚而心神失宁。以致心悸怔忡，夜不安寐。脉来弦小，舌苔薄腻。当予养心宁神。

紫丹参四钱　　　　珍珠母八钱　　　　西琥珀一钱五分

灵磁石五钱　　　　粉丹皮三钱　　　　石菖蒲一钱五分

朱茯苓四钱　　　　双钩藤四钱　　　　夜交藤五钱

合欢皮三钱

四剂

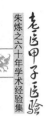
（3）气血两虚三例

夏某，女，49 岁。

初诊（1978 年 2 月 12 日）：心悸怔忡，肢软神疲。面色萎黄无华，舌淡脉细。气血两虚，当予益气补血。

潞党参五钱	炒白术三钱	白茯苓四钱
炙甘草一钱五分	炒当归三钱	大白芍三钱
紫丹参四钱	焦山楂四钱	煅牡蛎八钱
建神曲四钱	谷麦芽各四钱	绵黄芪三钱

四剂

二诊（2 月 16 日）：心悸怔忡，食入作嗳，面色萎黄无华。再予益气补血、调肝和胃。上方去白芍、山楂、黄芪；加制香附四钱，佛手片一钱五分。四剂。

三诊（2 月 21 日）：予益气补血、调肝和胃。心悸已愈，食欲好转，嗳气亦减。再予上法治之。上方续服四剂。

陈某，男，53 岁。1977 年 9 月 21 日诊。

心悸阵作，胸闷如塞。脉象缓小，舌苔薄腻。当予益气养心。

潞党参四钱	紫丹参四钱	降　香一钱五分
川郁金三钱	石菖蒲一钱五分	琥　珀一钱五分
鸡血藤四钱	夜交藤四钱	当　归三钱
白茯苓四钱	淡甘草一钱五分	

四剂

吴某，女，64 岁。1977 年 8 月 29 日诊。

胸闷心悸，气短似喘，面色萎黄。舌苔淡白，脉弦带数。治以养血补气。

潞党参四钱	绵黄芪三钱	全当归三钱

紫丹参四钱　　　川郁金三钱　　　石菖蒲一钱五分

西琥珀一钱五分　白茯苓四钱　　　焦六曲四钱

三剂

（4）阴虚火旺一例

陆某，男，43 岁。1978 年 4 月 29 日诊。

肾炎起已两月余，现觉腰脊酸痛，小便不畅。夜有遗精，心悸头晕。口苦苔白糙腻，脉弦而数。证属肾阴虚，而湿火未清。治当养阴，以清湿火。

生龟甲五钱　　　大生地五钱　　　川黄柏三钱

粉丹皮三钱　　　女贞子四钱　　　旱莲草三钱

福泽泻五钱　　　蛇舌草一两　　　朱茯苓四钱

细木通一钱五分　车前子四钱　　　川草薢三钱

五剂

9. 鼓胀

许某，男，76 岁。

初诊：有食道静脉出血史，目前腹大如鼓。面色萎黄，脘痞尿少。苔薄腻，脉小弦带数。病情沉重，深恐大出血。

参三七一钱五分　半枝莲一两　　　大腹皮三钱

瓦楞子五钱　　　炒白术三钱　　　福泽泻五钱

生苡仁五钱　　　谷麦芽各五钱　　焦山楂三钱

焦六曲五钱　　　新会皮一钱五分　仙鹤草五钱

二诊：疏肝运脾后腹胀略减，舌质淡白无华。当予上法出入。正虚邪实，不以强攻。

上方去参三七、生苡仁，加车前子四钱，制香附四钱。四剂。

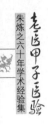

中途夹感，三四诊标本同治，以疏风解表为主。

五诊：感冒已愈，目前仍觉脘胀气闷。大便溏薄，溲少，腹腔中等量积液。舌淡苔薄腻微黄，脉弦带滑。仍为肝郁脾虚，水湿内停。再予调肝健脾利水。

半枝莲一两	石见穿五钱	蓬莪术三钱
煅瓦楞五钱	炒白术三钱	白茯苓四钱
福泽泻三钱	车前子一两	孩儿参五钱
大腹皮三钱	仙鹤草五钱	焦山楂四钱

四剂

沈某，女，78岁。1978年4月9日诊。

肝硬化，腹大如鼓，小便少。脉弦数，舌前半红，苔薄腻黄。高年患此，正虚邪实，以疏为主，寓补于疏，不宜强攻。

半枝莲一两	泽　泻四钱	绵茵陈五钱
生苡仁五钱	车前子四钱	生白术三钱
石见穿五钱	猫人参一两	大腹皮三钱
怀山药四钱	川郁金三钱	炒山楂三钱

四剂

张某，女，52岁。1978年5月30日诊。

面浮足肿，腹部鼓胀，右胁作痛。饮食减少，尿检不良。肝肾脏器有病变，应进一步请西医检查。

半枝莲一两	茵　陈五钱	泽　泻五钱
大腹皮一两	米　仁五钱	白　术三钱
青陈皮各二钱	当　归三钱	郁　金三钱
玉米须一两	延胡索三钱	猫人参一两

三剂

10. 眩晕

（1）肝阳上亢三例

潘某，女，33 岁。

初诊（1977 年 10 月 23 日）：昨起突然眩晕呕吐，脉来小弦，舌苔薄腻。风阳扰脑犯胃，当予息风潜阳。

珍珠母六钱	白蒺藜三钱	炒天虫三钱
双钩藤四钱	姜半夏二钱	新会皮一钱五分
广藿香二钱	吴　萸五分	炒龙胆一钱
佛手片二钱	制香附三钱	焦山楂三钱
淡甘草一钱五分		

三剂

二诊（10 月 30 日）：眩晕呕吐已好转，再予肝胃并顾。

煅牡蛎六钱	白蒺藜三钱	朱茯苓四钱
炒当归三钱	姜半夏二钱	新会皮一钱五分
佛手片二钱	制香附三钱	潞党参四钱
谷麦芽各四钱	吴　萸五分	炒龙胆一钱
淡甘草一钱五分		

四剂

邬某，女，56 岁。

初诊（1977 年 7 月 13 日）：头晕如旋，筋惕肉𥆧，是风阳上扰也；脘闷腹胀，饮食无味，湿热内阻也。舌苔薄腻微黄，治当平肝疏中。

珍珠母一两	双钩藤四钱	白蒺藜三钱
吴　萸五分	炒龙胆一钱	金钱草一两
大腹皮三钱	青陈皮各一钱五分	焦六曲四钱

炒枳壳二钱　　　　福泽泻四钱　　　　白茯苓四钱

谷麦芽各四钱

二诊（7月20日）：近日眩晕加剧，肝阳上亢，血压升高至160/110mmHg。舌苔薄黄，体丰脉弦。再予平肝潜阳为主。

珍珠母一两　　　　代赭石一两　　　　桑寄生五钱

夏枯草三钱　　　　双钩藤五钱　　　　福泽泻五钱

炒天虫三钱　　　　三角胡麻三钱　　　紫丹参五钱

川郁金三钱　　　　生焦山楂各五钱

四剂

三诊（7月28日）：血压140/90mmHg。眩晕时缓时剧，剧时心悸，行走不稳。苔灰腻，脉小弦。当再平肝潜阳。

上方去天虫、三角胡麻、紫丹参，加琥珀一钱五分，青木香一钱五分，川郁金三钱，怀牛膝三钱。四剂。

四诊（8月1日）：眩晕心悸，已获好转。舌苔灰腻未退，再予平肝潜阳。上方续服四剂。

顾某，男，69岁，1978年5月17日诊。

患者血压230/119mmHg，头晕目眩，泛恶，行走不稳。脉象弦硬，有脑血管意外可能。

珍珠母一两　　　　双钩藤五钱　　　　生牡蛎一两

代赭石五钱　　　　怀牛膝三钱　　　　仙鹤草五钱

瓦楞子五钱　　　　青木香三钱　　　　象贝母三钱

淡　芩一钱五分　　大白芍三钱　　　　紫丹参五钱

生焦山楂各三钱　　桑寄生五钱

三剂

（2）痰湿眩晕一例

王某，男，45 岁。

初诊（1977 年 8 月 4 日）：脾虚气弱，生湿生痰。痰湿停留，咳嗽咯痰不松，胃纳不馨。头晕乏力，神疲肢软。苔腻带黄，脉象濡小。当予涤痰化湿为主，稍佐益气健胃。

制川朴一钱五分	茅白术各二钱	新会皮一钱五分
淡甘草一钱五分	白茯苓四钱	光杏仁三钱
建神曲四钱	炒米仁一钱五分	孩儿参五钱
生苡仁四钱	蒲公英一两	

三剂

二诊（8 月 12 日）：脾虚肺弱，生湿贮痰。再予健脾益气、化湿消痰。

潞党参五钱	茅白术各二钱	新会皮二钱
白茯苓四钱	光杏仁三钱	粉前胡二钱
鱼腥草一两	生苡仁一两	淡黄芩二钱
制川朴二钱	建神曲四钱	蒲公英一两

四剂

（3）肾精不足三例

曹某，男，34 岁，水泥厂工人。

初诊（1977 年 1 月 20 日）：前额右侧受震荡以后，脑转耳鸣，胫酸眩冒。脉小弦，苔薄腻。治以填精补髓，佐入潜阳。

甘杞子四钱	杭甘菊二钱	福泽泻三钱
朱茯苓四钱	西琥珀一钱五分	石菖蒲一钱五分
川郁金三钱	肉苁蓉三钱	炙狗脊五钱
朱磁石五钱	炒建曲四钱	粉丹皮二钱

四剂

二诊（1 月 26 日）：头晕目眩，胫酸以右侧为甚，眼睑微

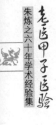

肿。舌苔薄白，脉来小弦。当再补气血，填精髓。

潞党参五钱	全当归三钱	炙狗脊五钱
桑寄生四钱	怀牛膝三钱	甘杞子五钱
福泽泻三钱	滁菊花三钱	生牡蛎一两
朱磁石五钱	炒建曲四钱	白茯苓五钱
粉丹皮三钱		

四剂

三诊（2月1日）：头晕目眩，夜寐不安。右胫酸楚，兼有咳嗽。再予本标并顾。上方去狗脊、泽泻、滁菊、牡蛎、丹皮，加天虫、象贝、前胡各三钱，大川芎一钱五分。四剂。

陈某，男，52岁。

初诊（1977年6月9日）：患者血压140/98mmHg，因肺结核注射链霉素引起头晕如旋，行走不稳。舌苔薄白，脉来小弦。当予滋肾平肝。

甘杞子四钱	真滁菊二钱	珍珠母一两
福泽泻四钱	白茯苓四钱	白蒺藜四钱
夏枯草三钱	女贞子三钱	制香附四钱
佛手片三钱	炒天虫三钱	焦山楂四钱
桑寄生四钱		

四剂

二诊（6月14日）：诸风掉眩，皆属于肝。前进滋肾平肝，眩晕已获减轻。脉来小弦，再予上法出入。上方去滁菊、夏枯草、香附、佛手，加桑椹三钱，紫丹参五钱，生牡蛎一两。五剂。

三诊（6月20日）：血压130/80mmHg，眩晕逐日好转。两目仍然视糊，脉来小弦带数。肝肾阴虚未复，再予上法出入。

大生地四钱	山萸肉三钱	女贞子三钱

甘杞子四钱	桑寄生四钱	炒天虫四钱
怀牛膝三钱	煅牡蛎一两	白蒺藜三钱
福泽泻三钱	双钩藤四钱	

四剂

吴某，桂宝，女，68岁。

初诊（1977年9月19日）：目为肝窍，肝之阴血不足，两目干涩。伴有夜盲，头晕腰酸。肝虚源于肾虚，法当肝肾并顾。

大生地四钱	甘杞子四钱	山萸肉三钱
怀山药四钱	福泽泻三钱	灵磁石四钱
桑寄生四钱	炒当归三钱	粉丹皮三钱
夜交藤四钱	炙狗脊四钱	朱茯苓四钱

四剂

二诊（9月24日）：头晕耳鸣，精血不能上荣于脑。脉弦细，口淡。当再补养为主。上方去生地、萸肉、山药、泽泻、丹皮、狗脊，加女贞子三钱，白蒺藜三钱，焦六曲四钱，川郁金三钱，炒天虫三钱，谷麦芽各四钱。四剂。

三诊（9月29日）：精血不能上荣于脑，经补养肝肾后，头晕耳鸣、目干眼花均获好转。脉象弦细，当再上法出入。去郁金，加密蒙花三钱。

（4）气血亏虚三例

张某，男，33岁。

初诊（1978年5月18日）：患者血压100/88mmHg，血红蛋白5.5g，大便隐血（－）。严重贫血，头晕肢麻。近来食欲不振，泛泛欲恶。大便正常，脉数无力。当予补气生血。

| 潞党参五钱 | 黄　芪三钱 | 炒白术三钱 |
| 炙甘草一钱五分 | 当　归三钱 | 大白芍三钱 |

广木香一钱五分　　瓦楞子四钱　　　　夜交藤四钱

大川芎一钱五分　　制黄精五钱　　　　谷麦芽各五钱

三剂

二诊（5 月 23 日）：当地血检曾找到钩蛔少量，经服药后虫下，刻下贫血严重。投补气生血、健脾之剂尚合，拟原方巩固。

潞党参五钱　　　　黄　芪三钱　　　　炒当归三钱

大白芍二钱　　　　白　术三钱　　　　炒枳壳二钱

焦山楂四钱　　　　甘　草一钱五分　　姜半夏二钱

大川芎一钱五分　　茯　苓四钱　　　　仙鹤草五钱

三剂

顾某，女，71 岁。1977 年 8 月 10 日诊。

患者血压 100/62mmHg，头晕目眩，食欲不振。舌苔薄腻，脉来小弦。气血虚，湿热停留。当予标本兼顾。大便色黑，应进一步检查。

潞党参四钱　　　　绵黄芪三钱　　　　炒白术三钱

瓦楞子四钱　　　　绵茵陈四钱　　　　焦六曲四钱

焦山楂三钱　　　　乌贼骨三钱　　　　生苡仁四钱

三剂

徐某，女，70 岁，1977 年 8 月 28 日诊。

患者面色萎黄无华，自觉头晕欲仆。舌苔薄黄，脉来弦数。

黄　芪四钱　　　　党　参五钱　　　　炒当归三钱

川　芎一钱五分　　山　楂三钱　　　　谷麦芽各五钱

六　曲四钱　　　　牡　蛎一两　　　　仙鹤草五钱

白　芍一钱五分　　炒白术三钱

三剂

11. 遗精

（1）阴虚火旺一例

徐某，男，23 岁。1977 年 10 月 13 日诊。

肾阴虚，命火亢，火扰精室，精从下泄。溺后尿道不畅，入晚小腹作胀。脉弦带数，舌质偏红。当滋肾阴、清命火为主。

知柏地黄丸五钱	福泽泻三钱	朱茯苓五钱
生牡蛎一两	西琥珀一钱五分	粉丹皮三钱
甘杞子三钱	覆盆子三钱	金樱子三钱
莲　须四钱	山　药四钱	甘　草一钱五分

七剂

（2）肾虚不固一例

何某，男，57 岁。1978 年 5 月 22 日诊。

脾肾两虚，食少脘胀，大便溏薄。腹痛肠鸣，腰酸遗泄。脉细舌淡，当予健脾益肾固精。

潞党参五钱	炒白术三钱	仙灵脾四钱
金樱子四钱	覆盆子三钱	煅牡蛎八钱
焦山楂四钱	炒白芍二钱	炙甘草一钱五分

五剂

（3）心肾失交二例

沈某，男，40 岁。1978 年 6 月 9 日诊。

心肾失交，失眠多梦。冒热易汗，夜有遗精。舌净少苔，脉来小弦。当养心肾之阴。食入脘胀，佐入健中。

补心丸四钱	生牡蛎六钱	西琥珀一钱五分
紫丹参四钱	柏子仁三钱	淮小麦四钱
生谷芽六钱	制香附三钱	焦山楂三钱

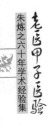

四剂

姚某，男，28 岁，天津音乐学院教师。1977 年 7 月 29 日诊。

心肾两亏，夜有梦遗。舌苔薄黄，脉来濡小。当予心肾两顾。

煅龙齿五钱	煅牡蛎一钱	西琥珀一钱五分
石菖蒲一钱五分	莲　须三钱	金樱子三钱
甘杞子三钱	川黄柏一钱五分	炙甘草一钱五分
远　志一钱五分	白茯苓四钱	

四剂

12. 阳痿

张某，男，25 岁。

初诊（1978 年 4 月 2 日）：婚后 1 个月，阳痿不举。当补肾壮阳。

仙灵脾四钱	巴戟天三钱	菟丝子三钱
桑寄生四钱	锁　阳三钱	金樱子三钱
怀山药三钱	肉苁蓉三钱	鹿角片三钱
甘杞子三钱	白茯苓四钱	石菖蒲一钱五分

七剂

二诊（4 月 18 日）：肾阳不振，阳痿不举。脉小，舌苔微黄。当再温肾壮阳，稍佐滋阴之味，取阴阳互根之义。上方去菟丝子、山药、苁蓉、鹿角片，加生地四钱，狗脊四钱，覆盆子三钱，福泽泻三钱。七剂。

13. 遗尿

（1）脾肾两虚三例

孙某，男，10 岁。1977 年 7 月 31 日诊。

脾肾两虚，面黄无华，夜有遗尿，当补肾健脾。

潞党参四钱	炒白术三钱	怀山药四钱
金樱子三钱	覆盆子三钱	福泽泻三钱
煅牡蛎六钱	地骨皮三钱	谷　芽四钱

七剂

朱某，女，58 岁。1978 年 5 月 15 日诊。

肾气不足，膀胱约束无力。小便自遗，腰酸下坠，舌苔薄腻，当予补肾壮阳。

补骨脂三钱	仙灵脾三钱	白茯苓四钱
怀山药四钱	苏芡实三钱	菟丝子三钱
覆盆子三钱	石菖蒲一钱五分	远　志一钱五分
炙甘草一钱五分	川断肉三钱	煅牡蛎六钱

四剂

马某，女，43 岁。1978 年 5 月 15 日诊。

中气不足，溲便为变。小溲自遗是气虚，而膀胱约束无权也。然肾阳亏虚，亦有密切关系。脉细肢冷，当予补中益气，佐入温肾壮阳。

潞党参四钱	绵黄芪三钱	炒白术三钱
白茯苓四钱	炙甘草一钱五分	怀山药四钱
菟丝子三钱	覆盆子三钱	仙灵脾三钱
补骨脂三钱	广木香一钱五分	焦山楂四钱

五剂

（2）阴虚火旺一例

洪军，男，16 岁。1977 年 10 月 19 日诊。

面色萎黄无华，舌边尖红，脉弦带数，夜有遗尿。肾阴虚，命火旺。治以滋阴清火为主。

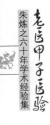

知柏地黄丸五钱	泽　泻三钱	粉丹皮三钱
金樱子三钱	芍　药三钱	覆盆子三钱
煅牡蛎八钱	琥　珀一钱五分	石菖蒲一钱五分

五剂

14. 胃脘痛

（1）肝气乘侮四例

周某，女，63岁。1978年4月5日诊。

脾胃虚弱，肝气乘侮。脘痛，咽喉似有异物感。舌根腻，脉弦小。面色萎黄无华，当先泄肝和中。

吴　萸五分	炒龙胆一钱	青陈皮各一钱五分
制香附三钱	炒枳壳一钱五分	川朴花一钱五分
绿萼梅一钱五分	荜澄茄一钱五分	瓦楞子四钱
谷麦芽各四钱	建神曲四钱	蒲公英四钱
淡甘草一钱五分		

四剂

张某，男，56岁。1978年5月19日诊。

胃脘痛已多年，有时呕吐，脉细而弦，当予疏肝和胃。

吴　萸一钱	炒黄芩一钱五分	姜半夏二钱
新会皮一钱五分	荜澄茄一钱五分	制香附四钱
瓦楞子五分	广木香一钱五分	延胡索三钱
大白芍三钱	焦山楂三钱	炙甘草一钱五分
谷麦芽各四钱		

郑某，女，28岁。1977年9月23日诊。

上腹痛，痛彻背部，伴呕吐清水。舌尖红，苔薄腻，脉小弦带数。治以苦辛通降。

吴　萸一钱	炒黄连一钱	姜半夏二钱
青陈皮各二钱	生香附四钱	瓦楞子五钱
制川朴一钱五分	薤白头二钱	全瓜蒌五钱
旋覆花二钱	炒枳壳二钱	代赭石五钱
谷麦芽各四钱		

三剂

张某，男，22 岁。

初诊（1978 年 4 月 18 日）：患胃病已 3 年，胃脘攻撑作痛。2 月曾做 X 线摄片检查：①胃窦部黏膜肥厚变性。②十二指肠球部溃疡。苔薄黄腻，脉弦。当予苦辛通降。

吴　萸一钱	炒龙胆一钱	煅瓦楞五钱
荜澄茄一钱五分	台乌药三钱	赤白芍各三钱
蒲公英五钱	延胡索三钱	青木香一钱五分
生甘草一钱五分	谷麦芽各五钱	

四剂

二诊（4 月 21 日）：上腹部隐痛，饥时加重，大便艰难。中气不足，肝气乘犯中焦。脉弦带数，重按无力，苔薄腻黄。虚中夹实，健中泄肝。

孩儿参五钱	大白芍三钱	炙甘草一钱五分
瓦楞子五钱	荜澄茄一钱五分	金铃子三钱
延胡索三钱	谷麦芽各五钱	蒲公英五钱

四剂

（2）胃寒二例

付某，男，49 岁。1978 年 5 月 19 日诊。

脘痛 3 年，发时呕吐清水。苔腻带黑而润，脉来濡小。当予温中散寒。

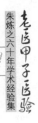

上桂心一钱	吴 萸一钱	荜澄茄一钱五分
制香附三钱	瓦 楞五钱	象贝母三钱
乌贼骨四钱	白 芍三钱	炙甘草一钱五分
新会皮一钱五分	党 参四钱	炮姜炭四钱

三剂

陈某，男，24岁。1978年5月31日诊。

胃阳不振，水湿停滞，脘痛而有振水音。舌苔薄白，脉小。当予温阳化水。

川桂枝一钱	淡吴萸一钱	潞党参五钱
生白术三钱	福泽泻三钱	白茯苓四钱
粉猪苓三钱	建神曲四钱	台乌药三钱
制川朴一钱五分	陈 皮一钱五分	淡干姜一钱五分

四剂

（3）脾胃虚寒二例

王某，男，55岁。1977年8月10日诊。

十二指肠球部溃疡，大便反复阳性，食欲尚可。唯目胞微肿，面色苍白。是气血两虚，当予甘温理中。

潞党参五钱	绵黄芪三钱	怀山药四钱
仙鹤草五钱	乌贼骨三钱	煅瓦楞五钱
淡甘草一钱五分	谷麦芽各五钱	炒当归三钱
焦山楂三钱	广木香一钱五分	新会皮一钱五分

四剂

庄某，男，34岁，人武部。1977年12月10日诊。

近阶段来，脐周隐痛，空腹隐痛，大便常有黏液。经人民医院胃肠道造影，诊为十二指肠球部溃疡。当予甘温理中。

潞党参五钱	炮姜炭一钱五分	炙甘草二钱

大白芍四钱	淡吴萸一钱	煨木香一钱五分
炒白术三钱	煅瓦楞四钱	焦山楂四钱
焦六曲四钱	蒲公英三钱	绽谷芽五钱

四剂

续服 2 月余，近日好转，目前脘痛已止，至今未复发。

（4）胃阴虚损一例

庄某，女，36 岁。1977 年 11 月 29 日诊。

胃阴损伤，脾气虚弱，肝气乘机横逆。脘痛振作，口干唇疮。脉象小弦而数，舌光无苔，色淡。当予养胃阴，健脾气，以泄肝。

大麦冬二钱	炒白芍三钱	吴　萸五分
炒龙胆一钱	淡甘草一钱五分	蒲公英五钱
瓦楞子四钱	孩儿参四钱	生牡蛎八钱
制香附三钱	佛手片二钱	绿萼梅一钱五分
炒当归三钱		

四剂

15. 嘈杂

（1）肝气扰胃一例

张某，男，24 岁。1978 年 5 月 29 日诊。

肝气横逆，胃气扰攘。中脘嘈杂不舒，大便艰涩难下，脉象小弦带数。当予泄肝和胃。

吴　萸五分	炒黄芩一钱五分	大白芍三钱
金铃子三钱	延胡索三钱	荜澄茄一钱五分
夜交藤五钱	合欢皮三钱	决明子五钱
制香附三钱	蒲公英五钱	瓦楞子五钱

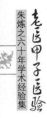

煅牡蛎八钱

四剂

（2）胃虚寒一例

顾某，女，40 岁。1978 年 1 月 13 日诊。

胃脘嘈杂多嗳，大便不畅。舌苔薄腻，脉来弦小。当予益气调中。

潞党参四钱	炒白术三钱	白茯苓四钱
炙甘草一钱五分	制香附四钱	延胡索三钱
谷麦芽各四钱	蒲公英六钱	荜澄茄一钱五分
青木香一钱五分	大红枣一两	

四剂

16. 噎膈

（1）痰气交阻二例

赵某，男，69 岁。1978 年 5 月 28 日诊。

食入作吐，吐出痰液，大便干燥。噎膈可能。

吴　萸一钱	炒黄芩二钱	制川朴二钱
姜半夏二钱	旋覆花二钱	代赭石二钱
新会皮二钱	全瓜蒌五钱	决明子五钱
荜澄茄一钱五分	鸡距子三钱	葛　花一钱五分
竹　茹二钱		

三剂

袁金官，男，65 岁。1978 年 6 月 9 日诊。

食入作噎已 10 个月，目前仅吃糜粥，舌根薄黄，身体消瘦。

川桂枝五分	旋覆花二钱	代赭石五钱

上沉香一钱	紫降香二钱	威灵仙二钱
瓦楞子五钱	急性子二钱	荜澄茄二钱
薤白头二钱	全瓜蒌五钱	肉苁蓉三钱

三剂

（2）血瘀痰结二例

冯某，男，56岁。

初诊（1978年6月1日）：经本院食道钡剂造影，证实为食道中段癌。

薤白头三钱	全瓜蒌五钱	旋覆花三钱
代赭石一两	制川朴二钱	姜半夏三钱
威灵仙三钱	瓦楞子五钱	降真香二钱
桃　仁三钱		

五剂

二诊（6月7日）：吞下困难，前晚咯出少量瘀血。舌碎，苔色微紫，脉来弦小而滑。再予降逆，消瘀通痹。上方去薤白、川朴、半夏，加急性子三钱，半枝莲一两，鱼腥草一两，参三七一钱五分吞服。

宋某，女，70岁。1978年5月19日诊。

胸闷气急，食入梗阻难消。唇绀形瘦，脉象弦数。痰阻上焦，肺胃失降。当予旋覆代赭汤加减之。

旋覆花二钱	代赭石五钱	新会皮一钱五分
姜半夏二钱	白茯苓四钱	炒苏子四钱
瓦楞子五钱	紫丹参四钱	粉沙参三钱
大麦冬二钱	降真香二钱	西琥珀一钱五分

三剂

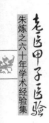

17. 呕吐

（1）湿热内阻一例

施某，男，31 岁。1977 年 8 月 1 日诊。

湿热内阻，胃肠失调。昨日发热，腹痛吐泻。苔薄黄，脉濡小。当予清理胃肠。

吴 萸一钱	炒龙胆一钱	广木香一钱五分
广藿香一钱五分	大腹皮三钱	马齿苋五钱
粉葛根一钱五分	焦山楂四钱	建神曲四钱
青陈皮各一钱五分	制川朴一钱五分	绽谷芽四钱

二剂

二诊（8 月 3 日）：呕吐腹泻已除，脘腹胀痛未已。再予疏泄。上方去藿香、马齿苋、葛根、绽谷芽，加炒白术三钱，台乌药三钱，荜澄茄一钱五分，绵茵陈四钱，福泽泻四钱。三剂。

（2）寒邪犯胃一例

张某，女，22 岁。1978 年 6 月 19 日诊。

近日来，上腹痛阵作，痛则呕吐，喜按，得暖稍缓。舌苔薄白，脉象濡小，月经正常。当予温中散寒。

上桂心一钱	荜澄茄一钱五分	吴 萸一钱
炒龙胆一钱	姜半夏二钱	新会皮一钱五分
广木香一钱	台乌药三钱	瓦楞子四钱
延胡索三钱	炙甘草一钱五分	

三剂

（3）痰浊内阻一例

董某，男，58 岁。新疆农科院职工。

初诊（1978 年 5 月 18 日）：贲门癌手术后已 3 个月，目前仅饮流汁。呕吐频繁，胸次窒闷隐痛。苔腻白兼黄，脉来弦小。胃气以通降下行为顺，今予旋覆代赭汤加减。

旋覆花（包）二钱　代赭石五钱　　孩儿参四钱

姜半夏三钱　　　白茯苓四钱　　全瓜蒌五钱

薤白头二钱　　　制川朴二钱　　佛手片二钱

新会皮二钱　　　竹二青三钱　　瓦楞子五钱

三剂

二诊（5月30日）：反复呕吐，有时作噎，贲门癌手术后已3个月余。舌苔灰腻，脉来弦细。再予旋覆代赭汤加减。上方去瓜蒌、薤白、佛手，加象贝母三钱，天花粉三钱，降香一钱五分。四剂。

三诊（5月30日）：投旋覆代赭汤加减，呕吐有所好转。今察舌苔白腻，脉来弦细。再予上法出入。上方去降香，加麦冬二钱。四剂。

（4）肝旺犯脾四例

沈某，女，55岁。

初诊（1978年1月2日）：前日起恶心呕吐，头晕头痛。舌苔糙腻，脉来弦滑。治以平肝和胃、降逆化痰。

珍珠母六钱　　　吴　萸五分　　炒龙胆一钱

新会皮一钱五分　白蒺藜三钱　　陈胆星一钱五分

象贝母三钱　　　竹二青三钱　　炒苏子三钱

全瓜蒌（打）四钱　建神曲四钱　生香附三钱

二剂

二诊（1月4日）：头痛已止，恶心未已，咳嗽痰多，食欲不振。脉弦滑带数，舌苔糙腻。再予平肝和胃，降逆化痰。上方去珍珠母、胆星、瓜蒌、香附；加蒲公英五钱，黄芩一钱五

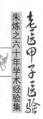

分，粉沙参三钱，炒天虫三钱，鱼腥草四钱。二剂。

三诊（1月6日）：诸症基本已平，食欲未振。再予上法，五剂。

戴某，女，52岁。1978年5月16日诊。

头晕目眩，动辄呕吐。脾虚肝旺，风阳旋扰。面黄无华，脉来小弦。再予扶木抑土。

炒白术三钱	白茯苓四钱	怀山药四钱
姜半夏二钱	新会皮一钱五分	大白芍三钱
金铃子三钱	台乌药三钱	煅牡蛎八钱
白蒺藜三钱	制香附三钱	延胡索三钱

三剂

吴某，男，21岁。1978年4月27日诊。

肝气上逆，胃失下降。近两日来，时有呃逆，甚而呕吐，隐痛。苔薄黄，脉小弦。治以调肝，降逆和胃。

代赭石五钱	柿　蒂三钱	生香附四钱
延胡索三钱	白　芍三钱	丁　香一钱五分
生甘草一钱五分	乌　药三钱	丹　参四钱
煅瓦楞四钱	竹　茹一钱五分	青陈皮各一钱五分

四剂

俞某，男，58岁。1977年7月18日诊。

风阳上扰，头晕目眩。肝气犯胃，泛恶欲呕。舌根黄，脉小弦。再予息风潜阳、平肝和胃。

珍珠母八钱	双钩藤四钱	白蒺藜三钱
龙胆草一钱	新会皮二钱	绵茵陈四钱
福泽泻四钱	白茯苓四钱	佛手片二钱
绿萼梅二钱	焦山楂三钱	焦六曲三钱

四剂

（5）脾胃虚寒一例

周某，女，55 岁。

初诊（1977 年 10 月 16 日）：经人民医院摄片证实为十二指肠球部溃疡。近数天来脘痛，呕吐频繁，面色㿠白无华。中虚气滞，脾不升，胃不降。治以甘温理中，参入苦泄降胃。

潞党参四钱	炒白术三钱	炮姜炭一钱五分
荜澄茄一钱五分	炙甘草一钱五分	煅瓦楞四钱
吴　萸二钱	炒龙胆一钱	新会皮一钱五分
蒲公英五钱	制香附四钱	佛手片一钱五分
白茯苓四钱		

三剂

二诊（10 月 19 日）：呕吐脘痛已瘥。中虚气滞，再予上法。上方加谷麦芽各四钱。四剂。

18. 痢疾

徐某，女，32 岁。1978 年 5 月 16 日诊。

腹痛腹泻，有后重感。湿热阻于肠中，当予化湿疏中。

吴茱萸五分	炒黄芩一钱	煨葛根一钱五分
新会皮一钱五分	广木香一钱五分	炮姜炭一钱五分
焦山楂三钱	焦六曲四钱	大腹皮三钱
制川朴一钱	炙甘草一钱五分	白茯苓四钱

三剂

沈某，女，36 岁。1978 年 1 月 9 日诊。

两天来腹泻多次，伴有呕吐。舌苔薄白而腻，脉来濡小。治当疏中化湿消滞。

105

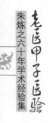

粉葛根一钱五分	上川连一钱	黄　芩一钱五分
生甘草一钱五分	制川朴一钱五分	姜半夏二钱
陈　皮一钱五分	建神曲四钱	焦山楂三钱
广藿香二钱	茯　苓四钱	广木香一钱五分

二剂

祁某，男，34岁。1978年4月13日诊。

昨起痢疾，腹部急痛。当调肠胃。

白头翁三钱	北秦皮三钱	黄　芩一钱五分
大白芍三钱	炒白术三钱	广木香一钱五分
大腹皮三钱	焦山楂三钱	焦六曲四钱
新会皮一钱五分	炒枳壳二钱	淡甘草一钱五分

四剂

19. 郁证

（1）肝气郁结三例

周某，男，31岁。初诊1978年4月4日。

脘闷，咽喉似有异物感，心悸头晕，肢麻肉瞤。苔薄黄腻，脉来弦数。当予养心调肝。

紫丹参四钱	石菖蒲一钱五分	降　香一钱五分
谷麦芽各四钱	生香附三钱	朴　花一钱五分
川郁金三钱	白蒺藜三钱	佛　手一钱五分
珍珠母六钱	生磁石四钱	

琥　珀（包煎）一钱五分

四剂

二诊（4月9日）：脘闷如塞，咽喉似有异物感，心悸头晕，夜寐不安。舌苔薄黄，苔边微紫，脉弦带数。前方养心调肝获效，仍踵原拟，续服七剂。

李某，男，22 岁。

初诊（1978 年 4 月 9 日）：头晕肢震，心悸失眠，面色潮红。脉有弦象，苔黄。当予养心安神。

夜交藤五钱	合欢皮三钱	石菖蒲一钱五分
川郁金三钱	紫丹参五钱	降真香一钱五分
粉丹皮三钱	双钩藤五钱	灵磁石五钱
朱茯苓三钱	真滁菊一钱五分	甘杞子三钱

四剂

二诊（4 月 12 日）：面红如醉，心悸失眠。脉弦，苔薄灰。当再平肝潜阳，养心安神。上方去滁菊，加桑寄生三钱。五剂。

三诊（4 月 18 日）：面赤烦躁，心悸失眠均有好转。苔薄灰腻，脉来弦小带数。当再上法出入。上方去降香、丹皮、钩藤、甘杞、桑寄生，加泽泻三钱，煅牡蛎三钱，谷麦芽各三钱，炙甘草一钱五分。四剂。

马某，女，35 岁。1978 年 5 月 29 日诊。

肝气横逆，乘犯脾胃，气血生化无权，因而面色萎黄、肢软神疲、脘胀胁痛、噫嗳频作。舌苔薄腻，脉来弦细。用逍遥散加减。

柴　胡一钱五分	醋炒白芍二钱	土炒当归三钱
大川芎一钱五分	生白术三钱	制香附四钱
青陈皮各一钱五分	白茯苓四钱	炙甘草一钱五分
孩儿参四钱	制川朴一钱五分	建神曲四钱

四剂

（2）气滞痰郁（梅核气）二例

屠某，女，51 岁。初诊 1978 年 5 月 28 日。

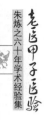

肝郁气滞，上则咽喉似梗，下则少腹作胀。舌光无苔而润，脉来小弦。当予调肝解郁。

绿萼梅一钱五分	川朴花一钱五分	玉蝴蝶一钱五分
姜半夏二钱	新会皮一钱五分	佛手片一钱五分
玫瑰花一钱五分	黑山栀二钱	全当归三钱
制香附三钱	金铃子三钱	延胡索三钱

四剂

王某，女，52 岁。1978 年 5 月 16 日诊。

肝郁气滞，咽喉似有物阻。舌苔薄腻微黄，脉来弦细。当予疏肝解郁。

软柴胡一钱五分	淡黄芩一钱五分	姜半夏二钱
青陈皮各一钱五分	制香附四钱	佛手片一钱五分
紫丹参四钱	降真香一钱五分	朱茯苓四钱
绿萼梅一钱五分	木蝴蝶一钱五分	西琥珀一钱五分

四剂

（3）忧郁伤神（脏躁）一例

张某，女，35 岁。1977 年 9 月 7 日诊。

妇人脏躁，喜悲伤欲哭。舌苔薄腻，脉来濡细。当予甘麦大枣汤加味。

淮小麦五钱	淡甘草一钱五分	大红枣一两
夜交藤五钱	朱茯苓五钱	合欢皮三钱
石菖蒲一钱五分	川郁金三钱	西琥珀一钱五分
炒当归三钱	绽谷芽三钱	柏子仁三钱

四剂

（4）心脾两虚一例

张某，女，34 岁。1977 年 5 月 4 日诊。

心悸失眠，神疲乏力，面色㿠白无华。舌淡苔薄，脉细无力。治当心脾两顾。

潞党参四钱	炒白术三钱	白茯苓四钱
炙甘草三钱	绵黄芪五钱	炒当归三钱
远　志一钱五分	柏子仁三钱	广木香一钱五分
夜交藤四钱	焦山楂四钱	

四剂

20. 失眠

（1）肝郁化火二例

陈某，男，37 岁。1977 年 11 月 2 日诊。

头晕心悸失眠，腹部攻撑。大便溏薄，小便色赤。苔薄黄腻，脉至小弦而数。当予调肝清火以安其神，健胃理气以疏其滞。

炒当归三钱	延胡索三钱	朱茯苓四钱
夜交藤三钱	炒山楂三钱	建神曲四钱
煅牡蛎六钱	谷麦芽各四钱	吴　萸五分
炒龙胆一钱	淡甘草一钱五分	

四剂

陆某，男，47 岁。1977 年 10 月 25 日诊。

肝郁生火，头晕失眠。舌苔薄白，脉来小弦。当予调肝熄火，以安其神。

吴　萸五分	炒龙胆一钱	柴　胡一钱五分
炒白芍三钱	当　归三钱	粉丹皮三钱
川郁金三钱	琥　珀一钱五分	延胡索三钱
石菖蒲一钱五分	磁　石四钱	朱茯苓四钱

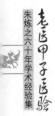

夜交藤四钱　　　　泽　泻四钱

四剂

（2）肝阳扰动二例

许某，女，32岁。1977年9月20日诊。

脑震荡后遗症，目前头昏脑涨，夜不安寐。舌苔薄腻，脉来弦小。中医谓"风阳上扰"，当予柔肝息风潜阳，中运不力亦需顾及。

左牡蛎六钱	珍珠母六钱	白蒺藜三钱
双钩藤四钱	真滁菊一钱五分	甘杞子三钱
夜交藤四钱	合欢皮三钱	西琥珀一钱五分
石菖蒲一钱五分	焦山楂三钱	谷麦芽各四钱

四剂

华某，女，成人。1977年10月14日诊。

肝阳上亢，失眠多梦，大便艰难。舌苔薄腻，脉来小弦。治以平肝养心安神。

生牡蛎五钱	珍珠母五钱	丹　皮三钱
川郁金三钱	西琥珀一钱五分	当　归三钱
夜交藤五钱	合欢皮三钱	川　芎一钱五分
火麻仁三钱	朱茯苓四钱	甘　草一钱五分
菖　蒲一钱五分		

四剂

（3）阴虚火旺三例

周某，男，32岁。1978年4月19日诊。

肾阴不足，肝阳上亢。冒热阵作，夜不能寐。舌红苔薄黄，脉弦。当予滋肾阴、潜肝阳。

生龟甲五钱	甘杞子三钱	真滁菊一钱五分

福泽泻四钱	桑寄生四钱	粉丹皮三钱
夜交藤五钱	合欢皮三钱	珍珠母八钱
紫丹参四钱	焦山楂三钱	淮小麦四钱

五剂

浦某，男，42 岁。1977 年 10 月 23 日诊。

失眠头晕，多梦，腰酸心悸。心肾两虚，当予滋养心肾。

女贞子三钱	旱莲草三钱	制黄精四钱
大生地五钱	生龟甲六钱	粉丹皮三钱
紫丹参四钱	西琥珀一钱五分	石菖蒲一钱五分
生牡蛎六钱	生甘草一钱五分	

五剂

吴某，女，42 岁。1978 年 4 月 25 日诊。

肾阴有亏，肝阳偏亢。时感头晕冒热，心悸失眠。腰酸肢楚，经来超前。量多若崩，色紫成块。苔薄，脉弦。柔肝育阴调经。

炒白芍二钱	旱莲草三钱	嫩白薇三钱
煅牡蛎八钱	桑寄生四钱	甘杞子三钱
地榆炭四钱	炮姜炭一钱五分	川郁金三钱
焦山楂四钱		

四剂

（4）痰热内扰二例

黄某，男，19 岁。1977 年 11 月 2 日诊。

前天癫痫大发作，目前精神呆钝，语言欠清，烦躁不寐。脉弦，舌红苔白糙。当予息风化痰。

炒天虫三钱	白蒺藜三钱	双钩藤四钱
全蝎尾一钱五分	石菖蒲一钱五分	川郁金三钱

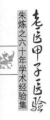

| 西琥珀一钱五分 | 紫丹参四钱 | 朱茯苓四钱 |
| 陈胆星一钱五分 | 新会皮一钱五分 | 淡甘草一钱五分 |

三剂

李某，男，34 岁。1978 年 1 月 6 日诊。

彻夜不眠，心悸心烦。苔腻黄，舌边微紫，脉来小弦而滑。当予清热化痰泄浊，佐入养心。

淡黄芩一钱五分	焦山栀三钱	姜半夏二钱
北秫米五钱	白茯苓四钱	夜交藤五钱
合欢皮三钱	石菖蒲一钱五分	降真香一钱五分
西琥珀一钱五分	焦山楂四钱	

四剂

21. 风阳

（1）风阳旋扰三例

邓某，男，40 岁。1977 年 1 月 3 日诊。

肢体震颤，心悸怔忡（心率 146 次 / 分）。脉象疾数，舌苔薄腻。心营虚，风阳动。当予养心营，息风阳。

紫丹参五钱	川郁金三钱	西琥珀一钱五分
珍珠母一两	生牡蛎一两	生龙骨五钱
酸枣仁三钱	柏子仁二钱	朱茯苓五钱
朱麦冬三钱	夜交藤五钱	双钩藤五钱

五剂

二诊（1 月 16 日）：心悸怔忡，肢体震颤获减。脉象仍然细数，再予养营息风。

| 紫丹参一两 | 柏子仁三钱 | 酸枣仁三钱 |
| 朱茯苓五钱 | 朱麦冬三钱 | 朱磁石五钱 |

| 焦六曲四钱 | 远 志一钱五分 | 生甘草一钱五分 |
| 生牡蛎一两 | 夜交藤五钱 | 西琥珀一钱五分 |

五剂

王某，男，35 岁。1978 年 5 月 14 日诊。

脑震荡已 50 天，头痛偏左。舌苔薄黄，脉来弦小。当予息风潜阳。

炒天虫三钱	白蒺藜三钱	珍珠母六钱
甘杞子三钱	真滁菊一钱五分	桑寄生三钱
紫丹参四钱	夏枯草三钱	福泽泻四钱
白茯苓四钱	鸡血藤四钱	生山楂四钱

四剂

滕某，男，23 岁。1977 年 7 月 4 日诊。

风阳扰脑凌心，头胀目糊，有时语言欠利。夜不安寐，心悸阵作。脉象小弦而数，舌苔糙白。当予平肝息风、养心安神。

珍珠母一两	双钩藤五钱	白蒺藜三钱
真滁菊二钱	紫丹参五钱	朱茯苓四钱
西琥珀一钱五分	石菖蒲三钱	夜交藤五钱
川郁金三钱	紫贝齿五钱	桑寄生五钱
甘杞子三钱		

七剂

（2）风阳夹痰三例

许某，女，65 岁。1978 年 1 月 5 日诊。

脑溢血后，左侧瘫痪。近日头晕眼花，咳嗽气急。脉象弦数，舌苔薄黄。风阳旋扰不息，肺气肃降失司。当予息风阳，并降肺气。

| 珍珠母一两 | 双钩藤五钱 | 代赭石一两 |

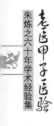

炒天虫四钱	夏枯草四钱	龙胆草一钱
炒丹皮三钱	紫丹参五钱	炒山楂四钱
炒苏子三钱	象贝母四钱	金沸草三钱
鱼腥草一两		

三剂

潘某，男，45岁。

初诊（1976年12月20日）：高血压长期不愈，最近口眼歪斜。苔黄，脉弦而滑。风阳痰浊，窜扰于上。当镇肝息风、涤痰化浊。

石决明一两	双钩藤五钱	朱茯苓五钱
紫丹参五钱	大生地五钱	甘杞子三钱
杭甘菊三钱	炒天虫三钱	全　蝎一钱五分
陈胆星二钱	橘　红一钱五分	决明子五钱
福泽泻五钱		

四剂

二诊（12月26日）：肝风夹痰内扰，口眼歪斜不愈。脉来小弦，舌苔薄白微黄。当予上法出入。

石决明一两	明天麻二钱	炒天虫三钱
双钩藤五钱	怀牛膝五钱	生龟板一两
陈胆星二钱	川郁金三钱	紫丹参五钱
全　蝎一钱五分	福泽泻四钱	淡黄芩一钱五分

四剂

三诊（12月30日）：头晕目眩减轻，口眼歪斜好转。舌苔薄腻微黄，动辄胸闷气逆。再予镇肝息风。上方去天麻、天虫、泽泻、黄芩，加生赭石一两，生牡蛎一两，川连一钱，茵陈五钱，杞子五钱。四剂。

此方服至 2 月 7 日时，症状全部好转。

龚某，男，83 岁，住院病人。

初诊（1977 年 9 月 20 日）：深度昏迷，喉中痰声漉漉。舌燥而缩，脉小弦数。肝风夹痰，扰脑迷心。病情危重，用清心醒脑、涤痰宣窍法治疗。

石菖蒲三钱	西琥珀一钱五分	川郁金三钱
粉丹皮三钱	西赤芍三钱	京川贝三钱
炒天虫三钱	双钩藤五钱	西枫斗（另煎）三钱
西洋参（另煎）三钱		鲜竹沥（另服）二支
至宝丹（另服）一粒		

一剂

二诊（9 月 22 日）：神志昏迷如前，舌干而缩，脉小弦数。津液被风火消烁，风火夹痰浊上扰，病情仍然危笃。继予清心火、息肝风、生津液、宣窍络。

西洋参（另煎）三钱		西枫斗（另煎）三钱
西琥珀一钱五分	石菖蒲三钱	川郁金三钱
粉丹皮三钱	双钩藤五钱	黑山栀三钱
炒天虫三钱	京川贝三钱	竹二青三钱
至宝丹一钱		

一剂

22. 水肿

（1）脾虚湿盛三例

董某，女，50 岁。1978 年 5 月 17 日诊。

腹部作胀，四肢浮肿，大便失调，疲乏无力。脾虚气弱，湿困不化。当予健中为主。

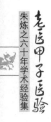

生白术三钱	潞党参五钱	白茯苓四钱
炮姜炭一钱五分	炙甘草一钱五分	生苡仁一两
焦山楂四钱	玉米须一两	福泽泻五钱
汉防己三钱	绵黄芪三钱	西赤芍三钱

四剂

姜某，女，43岁。1977年7月31日诊。

脾失健运，湿流肌肉。腹胀，肢体浮肿。舌质淡白，苔色薄黄，脉来濡小。再予益气健脾化湿。

绵黄芪四钱	汉防己三钱	炒白术三钱
白茯苓四钱	生苡仁一两	大腹皮三钱
新会皮二钱	建神曲四钱	福泽泻四钱
制川朴二钱	广木香一钱五分	五加皮三钱

四剂

顾某，女，45岁。1977年8月12日诊。

脘胀纳呆，面浮足肿。面色萎黄，神疲乏力。舌苔薄黄而腻，脉来小弦。治当健脾调肝。

潞党参四钱	绵黄芪三钱	炒白术三钱
炒当归三钱	大川芎一钱五分	汉防己三钱
福泽泻四钱	白茯苓四钱	制香附四钱
焦山楂三钱	青陈皮各一钱五分	蒲公英六钱

（2）肾阳衰弱三例

沃某，女，36岁。1978年4月19日诊。

肾气不足，脾阳亦虚。左侧腰酸，面部浮肿；脘痛多嗳，饮食减少，舌苔薄腻。当予脾肾两顾。

| 仙灵脾三钱 | 补骨脂三钱 | 淡附子一钱五分 |
| 紫肉桂一钱 | 福泽泻四钱 | 甘杞子四钱 |

白茯苓四钱	炙狗脊四钱	川断肉四钱
桑寄生四钱	潞党参四钱	炒白术三钱
台乌药三钱		

三剂

丁某，女，40岁。1977年8月10日诊。

脾肾两虚，湿热逗留。腰酸腹痛，面浮足肿，舌苔薄黄而腻。当予益肾健脾。

仙灵脾三钱	川断肉三钱	甘杞子三钱
福泽泻四钱	白茯苓四钱	生苡仁五钱
炒白术三钱	广木香一钱	半枝莲一两
焦六曲四钱	焦山楂三钱	炮姜炭一钱五分

四剂

马某，男，78岁。1978年6月9日诊。

心肾阳衰，肺不主气。咳嗽气喘痰韧，肢体浮肿，口唇微绀。舌胖苔腻，脉弦而有结代。当予温肾养心、补益肺气，以化痰饮。

金匮肾气丸五钱	紫丹参五钱	紫降香一钱五分
生白术三钱	福泽泻五钱	菖蒲一钱五分
玉米须一两	粉猪苓四钱	光杏仁三钱
茯苓五钱	潞党参五钱	葶苈子三钱

23. 腹痛

（1）气滞三例

钱某，女，成年人。

初诊（1978年1月4日）：脐周作痛，痛势阵作，大便溏薄，纳少多嗳。舌苔薄腻，伴有红点，脉小带弦。当予调肝

117

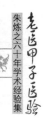

和胃。

制香附四钱	金铃子三钱	延胡索三钱
大白芍三钱	炙甘草一钱五分	炒白术三钱
炒防风一钱五分	青陈皮各一钱五分	采云曲四钱
谷麦芽各四钱	吴　萸一钱	炒龙胆一钱

四剂

二诊（1月8日）：大便由溏转闭，脐周作痛未已。再予调肝和中。

吴　萸五分	炒龙胆一钱	火麻仁三钱
大腹皮三钱	炒枳壳二钱	延胡索三钱
金铃子三钱	青陈皮各一钱五分	蓬莪术三钱
生锦纹一钱五分	谷麦芽各五钱	佛手片一钱五分
广木香一钱五分		

二剂

张某，女，43岁。1977年10月28日诊。

腹部阵作，大便溏而不畅。舌苔黄腻，舌边微紫，脉来弦小。当予疏中化滞。

广木香一钱五分	新会皮一钱五分	大腹皮三钱
台乌药三钱	焦六曲四钱	延胡索三钱
金铃子三钱	大白芍三钱	焦山楂三钱
制川朴一钱五分	吴　萸五分	炒龙胆一钱
生甘草一钱五分		

三剂

裴某，男，40岁。1978年5月19日诊。

腹部偏左隐痛，大便一天两次，偏溏。脉来弦小，苔色微黄。肝脾不和，用痛泻要方合香连丸加减。

炒白芍三钱	炒白术三钱	炒防风一钱五分
新会皮一钱五分	广木香一钱五分	川黄柏一钱五分
紫肉桂五分	炙甘草一钱五分	焦山楂三钱
谷麦芽各四钱	台乌药三钱	

五剂

（2）虚寒二例

李某，男，48 岁。1977 年 9 月 20 日诊。

有溃疡病史，10 余天来，上腹痛，纳少，便黑。舌苔薄腻，脉来小弦。治以甘温理中。

潞党参四钱	炒白术三钱	炮姜炭一钱
荜澄茄一钱五分	焦山楂三钱	谷麦芽各四钱
仙鹤草五钱	蒲公英五钱	吴　萸五分
炒龙胆一钱		

丁某，女，51 岁。1978 年 5 月 16 日诊。

受寒以后，少腹痛，小便频数不畅。脉来小弦，舌苔薄腻。此属肾阳亏虚所致。当予温肾通阳。

熟附子一钱五分	紫肉桂八分	福泽泻四钱
白茯苓四钱	山萸肉三钱	炒白术三钱
仙灵脾三钱	车前子三钱	生苡仁四钱
川草薢三钱	大白芍三钱	生甘草一钱五分

三剂

24. 淋证

（1）热淋二例

朱某，女，47 岁。1977 年 11 月 4 日诊。

心火下移小肠，小便刺痛，频数不畅，心悸失眠。舌尖红，

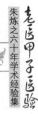

脉细弦。当予清心降火利尿。

大生地四钱	细木通一钱五分	黑山栀三钱
淡竹叶三钱	大青叶三钱	白茅根五钱
川萆薢三钱	金铃子三钱	西琥珀一钱
生甘草一钱五分		

四剂

李某，女，68 岁。1978 年 5 月 28 日诊。

湿热下注，膀胱不利。小便频数，腰酸足楚。舌红苔黄而糙，脉来弦小。当予清利湿热。

川黄柏二钱	福泽泻四钱	滑　石四钱
金铃子三钱	白茅根五钱	萆　薢三钱
生苡仁四钱	金钱草五钱	白　薇三钱
蛇舌草五钱	决明子五钱	山　楂三钱

三剂

（2）石淋一例

史某，男，11 岁。

初诊（1978 年 5 月 21 日）：尿道泥沙样结石，小溲刺痛，大便不实。苔薄腻，脉小滑带数。治以清利膀胱。

蛇舌草六钱	飞滑石四钱	车前草五钱
福泽泻五钱	焦山楂四钱	广木香四钱
延胡索三钱	小蓟草五钱	粉丹皮三钱
白茅根四钱	淡竹叶三钱	生甘草一钱五分

五剂

二诊（5 月 25 日）：服前方，小溲解下细沙较多，溲出刺痛亦减，尿检正常。苔薄腻，脉来小滑。治再养阴利尿。

| 大生地三钱 | 细木通一钱五分 | 黑山栀三钱 |

福泽泻四钱	飞滑石五钱	车前草五钱
小蓟草四钱	粉丹皮三钱	蛇舌草二钱
茅芦根各四钱	焦山楂四钱	生甘草一钱五分

五剂

（3）血淋二例

陈某，男，22 岁。

初诊（1977 年 11 月 8 日）：肾阴虚，命火旺。火旺灼络，小便带血。舌边尖红，脉弦带数。当予滋肾清火，脾胃薄弱亦为顾及。

川黄柏三钱	生地汁（冲服）一支	女贞子三钱
炒丹皮三钱	福泽泻三钱	怀山药四钱
生牡蛎八钱	白茅根八钱	焦山楂四钱
京玄参三钱	生甘草一钱五分	谷麦芽各四钱
小蓟炭三钱		

五剂

二诊：血尿反复不已，舌边尖红刺满布，舌根苔腻。肾阴虚而命火旺，再予滋阴清火。

炒丹皮三钱	川黄柏三钱	泽　泻四钱
白茅根五钱	女贞子三钱	旱莲草三钱
琥　珀一钱五分	蛇舌草一钱五分	蒲公英一钱五分
朱茯苓四钱	生龟甲一两	大生地五钱
生甘草一钱五分		

四剂

陈某，男，38 岁，1978 年 4 月 20 日诊。

今晨起血尿（++++），尿道有刺痛感。舌苔薄黄，脉弦小。当予养阴清火。

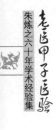
朱炼之六十年学术经验集

生龟甲五钱	女贞子三钱	旱莲草三钱
大生地五钱	粉丹皮三钱	福泽泻三钱
小蓟草四钱	仙鹤草四钱	地榆炭五钱
西琥珀一钱五分	白茅根五钱	蛇舌草一两
参三七一钱五分		

二剂

25. 发热

（1）阴虚火旺三例

姚某，女，32 岁。1978 年 5 月 31 日诊。

阴虚阳亢，冒热头晕。甲状腺手术已 4 年。舌根腻，苔略糙，脉象小弦。当予养阴潜阳。

鳖　甲五钱	生牡蛎五钱	珍珠母五钱
钩　藤五钱	夏枯草三钱	粉丹皮三钱
昆　布三钱	女贞子三钱	黄药子三钱
石　斛三钱	粉沙参三钱	象贝母三钱

四剂

顾某，女，成年人。1978 年 6 月 16 日诊。

长期低热，经水先期。舌苔薄腻，脉来弦小而数。当予清营泄热。

银柴胡一钱五分	龟　甲五钱	生牡蛎八钱
仙鹤草五钱	丹　皮三钱	白　薇三钱
大白芍三钱	萆　草五钱	夜交藤五钱
生甘草一钱五分		

四剂

顾某，女，30岁。1977年11月4日诊。

肾阴虚，内热盛。腰酸溲频，低热两月未退。脉象小弦带数，舌剥形瘦。当予滋肾阴，以清内热。

大生地五钱	山萸肉三钱	黄　柏三钱
生龟甲五钱	粉丹皮三钱	杞　子三钱
女贞子三钱	旱莲草三钱	生牡蛎一两
福泽泻三钱	麦　冬三钱	茺蔚草三钱

五剂

（2）气阴两虚二例

李某，男，7岁。1997年10月16日诊。

气阴两虚，经常盗汗，面色㿠白。舌质淡，脉小数。当予补气养阴。

党　参四钱	绵黄芪三钱	怀山药四钱
小　麦四钱	甘　草一钱五分	白茯苓四钱
泽　泻三钱	煅牡蛎五钱	女贞子三钱
山　楂三钱	金樱子三钱	炒白术三钱

阮某，男，69岁，住院病人。1978年4月29日诊。

热度弛张不退，四肢浮肿。脉象数大，重按无力，舌质淡红少苔。气阴两伤，邪热留恋。再予益气养阴清热。

孩儿参四钱	怀山药四钱	鲜石斛四钱
地骨皮四钱	鱼腥草一两	嫩白薇三钱
青蒿梗三钱	桑白皮三钱	地骷髅一两
萆　草一两	福泽泻四钱	

三剂

（3）气血两虚二例

钱某，男，27岁。

初诊（1978年6月2日）：气血大虚，头晕心悸，乏力，动

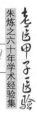

辄气急，面晄带萎。舌淡，苔薄腻，脉小重按无力。血红蛋白5g，体温37.5℃。当予补气养血为主。

潞党参六钱	炒白术三钱	白茯苓四钱
炙甘草一钱五分	炒当归三钱	怀山药四钱
炒扁豆四钱	新会皮一钱五分	炙黄芪三钱
仙灵脾三钱	佛手片二钱	谷麦芽各四钱
鹿角片一钱五分		

三剂

二诊（6月9日）：脾肾阳气不足，精不化血，气不供血，血虚心失所养。心悸乏力，头晕面晄。舌苔薄腻，脉来濡小。再予双补脾肾。体温37.4℃。

鹿角片一钱五分	苁　蓉三钱	仙灵脾三钱
绵黄芪三钱	党　参六钱	炒白术三钱
白茯苓四钱	山　药四钱	炒当归三钱
新会皮一钱五分	甘　草一钱五分	炒米仁四钱

四剂

施某，男，41岁。

初诊（1978年4月14日）：食道静脉曲张出血，近又复发，经西药治疗后，血虽止但面色苍白。身体微热（体温37.5℃），精神疲乏。舌淡无华，脉来小弦。当予补气生血，甘温除热。

潞党参五钱	炒白术三钱	白茯苓四钱
怀山药五钱	焦山楂四钱	煅瓦楞子四钱
谷麦芽各五钱	乌贼骨四钱	白及片三钱
地　榆三钱	仙鹤草五钱	参三七一钱五分

四剂

二诊（4月20日）：身热已退，纳谷渐馨，便黑转黄，稍有咳嗽。尚感头晕乏力，面色萎黄无华。再予上法，佐入化痰。

太子参五钱	生白术三钱	白茯苓四钱
生甘草一钱五分	新会皮一钱五分	姜半夏一钱五分
大力子三钱	漂象贝四钱	白杏仁三钱
嫩前胡二钱	仙鹤草五钱	佛手片一钱五分

四剂

26. 感冒

（1）风寒三例

陈某，男，54 岁。1977 年 7 月 26 日诊。

受凉以后，肺气失宣。音嘶咳嗽，咯痰不松。舌苔黄糙，脉来小滑。当予宣肺散寒。

炙麻黄八分	玉桔梗一钱	生甘草一钱五分
光杏仁三钱	大力子三钱	象贝母三钱
净蝉衣一钱五分	新会皮二钱	粉前胡二钱
金沸草三钱	建神曲四钱	

二剂

姜某，男，25 岁。1978 年 2 月 11 日诊。

风寒束肺，肺气失宣，咳嗽咯痰不松。舌苔薄白，脉来缓滑。当予温宣。

炙麻黄一钱	玉桔梗一钱五分	粉前胡三钱
光杏仁三钱	大力子三钱	炒苏子三钱
白芥子一钱五分	橘红络各一钱五分	象贝母三钱
建神曲四钱	白茯苓四钱	生甘草一钱

三剂

王某，女，28岁。1977年3月13日诊。

风邪郁肺，肺气失宣。咳嗽咯痰不松，鼻塞头痛。舌苔薄黄，脉来濡小而滑。当予宣肺降气。

炙麻黄一钱	生石膏五钱	光杏仁三钱
生甘草二钱	粉前胡二钱	金沸草（包煎）三钱
鱼腥草一两	建神曲四钱	玉桔梗一钱
大力子三钱	炒苏子三钱	香白芷一钱

三剂

（2）风热五例

薛某，女，24岁。1977年2月28日诊。

风邪袭肺，肺气失宣。咳嗽咯痰不松，胸闷气逆。舌苔薄白，脉来小弦而滑。治以辛凉宣化。

荆芥穗二钱	薄荷叶一钱五分	玉桔梗一钱五分
生甘草二钱	粉前胡二钱	光杏仁三钱
大力子三钱	连翘壳四钱	羊乳根四钱
蒲公英四钱		

四剂

黄某，女，24岁。1977年3月21日诊。

风邪袭肺，肺气失宣。咳嗽鼻塞，咯痰不松。舌苔薄黄而腻，当予辛凉宣化。

荆芥穗一钱五分	薄荷叶一钱五分	连翘壳三钱
金银花四钱	玉桔梗一钱五分	生甘草一钱五分
大力子三钱	光杏仁三钱	粉前胡一钱五分
净蝉衣一钱五分	鱼腥草五钱	新会皮一钱五分

三剂

陈某，女，71岁。1977年3月9日诊。

风邪袭肺，肺卫失宣。形寒畏冷，咳嗽气急。舌苔薄黄，脉小弦滑。治以辛凉宣解。血压 170/86mmHg。

冬桑叶三钱	杭白菊二钱	连翘壳四钱
金银花四钱	双钩藤四钱	炒苏子三钱
光杏仁三钱	大力子三钱	生甘草一钱

三剂

沈某，女，25 岁。1977 年 3 月 21 日诊。

风邪袭肺，肺卫失宣。形寒身热，咳嗽喉痒，咯痰不松。苔黄，脉小而滑。治以辛凉宣解。

淡豆豉一钱五分	荆芥穗二钱	薄荷叶一钱五分
粉前胡二钱	玉桔梗一钱五分	大力子三钱
金银花四钱	连翘壳三钱	生甘草一钱五分
光杏仁三钱	新会皮一钱五分	象贝母三钱

三剂

钟某，男，55 岁。1977 年 7 月 24 日诊。

风侵于表，表卫失宣。形拘畏风，头胀肢酸。舌苔薄腻，脉来小滑。当予宣解。

香　薷一钱	淡豆豉四钱	藿　香二钱
板蓝根三钱	甘　草一钱	大力子三钱
苡　仁四钱	左秦艽三钱	原滑石四钱

三剂

（3）湿温二例

朱某，男，21 岁，新仓曙光大队队员。

初诊（1965 年 6 月 13 日）：湿温邪郁，阳明浊气上蒙清窍。始起头疼呕吐，继而神呆不语；大便 7 日未通，腹部按之板滞；脉濡苔黄。治当芳香化湿、苦寒泄热，佐以通腑导滞。

佩兰叶二钱	广藿香二钱	新会皮二钱

127

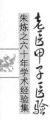

姜半夏二钱	煨枳实二钱	广郁金二钱
鲜菖蒲二钱	全瓜蒌四钱	金铃子三钱
大腹皮三钱	朱滑石四钱	上川连八分

苏合香丸（吞服）一丸

二诊（6月14日）：昨方服后大便未通，今由西医用皂水灌肠后，解下粒粪甚多。脉象濡迟，苔色薄黄。神情依然呆钝，喜睡不语，但问之能答。良由湿温邪浊，阻滞气机，蒙蔽清阳所致。可再与芳香苦寒泄下，能得神气清爽则吉。

佩兰叶二钱	藿　香六钱	川郁金二钱
鲜菖蒲二钱	川　连八分	瓜蒌仁四钱
煨枳实二钱	姜半夏二钱	川通草八分

辰灯心四束

三诊(6月15日)：神识已渐清楚，语言已能自出。上焦清旷之区，浊邪已渐蠲除。惟中焦阳明之腑郁结，未尽下夺。大便昨经灌下后未能续通，腹部尚板滞，脘宇由痞硬。口不思饮，小便色赤。素体瘦小，面色晦黄。邪象尚实，正元早虚，未能按阳明大实论治。脉迟苔黄，仍应辛开苦泄，寓攻于疏。

姜半夏二钱	瓜蒌仁四钱	上川连八分
煨枳壳二钱	佩兰叶二钱	麻仁丸四钱
川郁金二钱	鲜菖蒲二钱	冬瓜子三钱
大腹皮三钱	路路通三钱	

四诊（6月15日晚）：面色晦黄，四肢清冷，腹中板滞，而无便意，脉来迟大，苔色薄黄。阳气为邪浊郁结，腑气为燥矢痹阻。再拟辛温通阳散结，咸苦泄浊通腑。

| 全当归三钱 | 川桂枝一钱 | 薤白头三钱 |
| 瓜蒌仁三钱 | 姜半夏三钱 | 左金丸（包煎）一钱 |

大腹皮三钱　　　　元明粉（冲入）一钱五分　　川通草一钱

五诊（6月16日）：昨晚投以辛温通阳散结，咸苦泄浊通腑之剂。今日四肢稍温，自述腹中作响。阳气即宣通之机，腑气有运转之兆。苔薄黄，脉迟缓。仍予辛通苦泄。正元已伤，允宜缓图。

全当归三钱	桂　枝五分	炒白芍二钱
生甘草一钱	生白术二钱	黑芝麻四钱
瓜蒌仁四钱	左金丸一钱	姜半夏二钱
新会皮一钱五分	竹　茹一钱五分	

六诊（6月16日晚）：湿温邪郁阳明与胸中，糟粕交蒸互结。虽经开泄灌肠，邪滞未尽下夺，留着中焦，痹阻气机。液不升而口干，腑不通而便闭。九日以来纳食杳然，数天前神情呆钝。昨起神识爽慧。苔黄口臭，脉迟肢凉。续与辛开苦泄，稍佐流利气化之品。

佩兰叶二钱	竹沥夏二钱	新会皮二钱
上川连八分	川郁金二钱	鲜菖蒲二钱
全瓜蒌四钱	炒枳壳二钱	莱菔子二钱
淡竹叶二钱	川通草八分	

七诊（6月17日）：昨晚腹中作响殊甚，今日起知饥思纳。邪滞有泄化之机，胃气有甦复之象。神识已清，说话已如常人。大便虽未通下，但已无碍大局，俟其水到渠成可也。苔黄微糙，脉犹迟缓。再与原拟辛开苦泄，并佐流利气化、消滞养胃之品。

佩兰叶二钱	竹沥夏二钱	新会皮二钱
上川连八分	川郁金二钱	鲜菖蒲二钱
全瓜蒌（打）四钱	炒枳壳二钱	莱菔子二钱
焦六曲二钱	鲜石斛三钱	

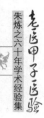

沈某，女，23岁。

初诊（1977年8月3日）：发热旬余不退，午后尤甚。头晕肢软，脘闷纳呆，恶心呕吐。舌苔薄黄而腻，面色萎黄，脉象濡小而数。体温38.5℃。证属湿温，当予芳化苦泄。

生苡仁五钱	光杏仁三钱	川 朴三钱
姜半夏二钱	广藿香二钱	佩兰叶二钱
黄 芩二钱	新会皮二钱	淡豆豉四钱
白茯苓四钱	建 曲四钱	石菖蒲三钱

三剂

二诊（8月5日）：湿温证经用芳化苦泄之剂，身热渐退，呕吐亦瘥，大便泻下溏粪。苔腻渐化，脉象濡小。体温37.9℃。再予上法出入。

生苡仁五钱	光杏仁三钱	川 朴二钱
姜半夏二钱	广藿香二钱	佩兰叶二钱
黄 芩二钱	石菖蒲二钱	新会皮二钱
神 曲四钱	青 蒿二钱	白茯苓四钱
蒲公英一两		

二剂

三诊（8月7日）：身热已退，知饥思纳。舌苔仍黄，脉来濡小。体温37.2℃。湿热尚未化清，再予芳化苦泄。

制川朴二钱	姜半夏二钱	广藿香二钱
淡黄芩二钱	新会皮二钱	白茯苓四钱
砂 仁（杵）一钱五分		焦神曲四钱
生苡仁五钱	光杏仁五钱	蒲公英一两
石菖蒲二钱	绽谷芽五钱	

三剂

（4）暑温二例

林某，女，5岁，北石路42号。

初诊（1957年8月3日）：体温39.5℃。发热1天半，当晚即神昏。手足瘈疭，颈项强直。舌苔糙白，脉象数大（140次/分）。暑热夹痰，上蒙清窍，扰乱神明，引动肝风。急急开泄，利窍为要。西医会诊，确诊为乙型脑炎，入住人民医院。

羚羊角一分	至宝丹（分四次和入药汁鼻饲）二粒	
鲜菖蒲三钱	广郁金一钱五分	双钩藤（后入）四钱
连心翘三钱	金银花五钱	肥知母三钱
生石膏八钱	蝎　尾四条	竹　叶二十片

二诊：高热持续（肛温40℃），神识不清，两目直视，喉有痰音，呼吸迫促，手足瘈疭。舌糙白，脉滑数（146次/分）。痰热内蒙心包，肝风窜扰筋脉。有内闭之虞，急宜清热涤痰、息风宣窍。

羚羊角一分	紫雪丹一钱（分四次和服）	
鲜菖蒲三钱	广郁金一钱五分	天竺黄三钱
连翘心（辰拌）一钱五分		金银花一两
知　母三钱	生石膏一两	竹　茹三钱
双钩藤（后入）五钱	石决明一两	蝎　尾五条

24小时内，鼻饲2剂。

三诊：大汗以后，身热较退（肛温38.3℃）。神识乍有清时，手足尚有抽搐。喉有痰声，咳嗽不松。舌糙白转黄，脉滑数渐减（112次/分）。肺胃痰热尚多，肝风窜扰未息。虽获转机，尚不足恃。仍宜前法出入。

| 羚羊角一分 | 紫雪丹一钱 | 鲜菖蒲三钱 |
| 广郁金一钱五分 | 天竺黄三钱 | 竹　茹三钱 |

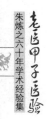
双钩藤（后入）五钱	夏枯草三钱	瓜蒌皮三钱
陈胆星一钱五分	蝎　尾五条	知　母三钱

二剂

四诊：身热得退（肛温37.2℃），神识渐清，抽搐已定，并开始说话。大便数下韧粪，喉中痰声渐轻，佳兆也。前法减量。

天竺黄三钱	陈胆星一钱五分	竹　茹三钱
川　贝三钱	鲜菖蒲二钱	知　母一钱五分
冬瓜子三钱	辰茯神三钱	橘　红一钱五分

陈某，女，8岁，海织厂职工子女。

初诊（1957年8月）：体温40.2℃。病甫3天，竟至壮热神昏，手足震掉，颈项强直。察舌干绛无津，按脉细数无伦。暑邪直入手足厥阴，伤营劫液，危在旦夕。经西医会诊，确诊为极重型脑炎，住人民医院。

犀角尖五分	鲜生地一两	丹　皮三钱
赤　芍二钱	连翘心三钱	金银花一两
夏枯草三钱	生石膏一两	双钩藤（后入）五钱
大青叶二两	安宫牛黄丸（每六小时一粒）四粒	

二诊：高热（体温40.5℃），神昏不语，口噤。手足震掉，无时或已。目定项强，小便自遗。舌干绛中罩黑糙苔少些，脉细数，仍略有乱意。暑邪化火，火夹内风，直犯清空，心包被困，筋脉被扰，有限之营阴将被劫烁无余，恐难挽救。

焦犀尖五分	鲜生地一两	丹　皮三钱
赤　芍二钱	连翘心三钱	银　花一两
夏枯草三钱	生石膏二两	双钩藤（后入）五钱
大青叶一两	元　参三钱	石决明一两五钱
安宫牛黄丸（每六小时一粒）四粒		

一天服尽两剂。

三诊：高热略降（39℃），神昏不语如前，手足震掉稍定。便下黑垢溏粪，臭秽不堪。脉小数稍具规律，舌红绛稍有润意，前方再进。

四诊：身热逐渐退舍（肛温 37.8℃），举家额手称庆。惟神识时清时昧，不语如前。手足震掉虽定，转为瘫痪不动。唇燥舌绛，脉仍小数。营分邪热尚炽，阴液劫夺未复。症情犹在险途，未可乐观也。

鲜大生地各五钱	鲜石斛五钱	麦　冬三钱
元　参三钱	黑山栀三钱	丹　皮三钱
连翘心（辰拌）一钱五分		石决明（先煎）一两
花　粉四钱	忍冬藤五钱	双钩藤五钱

万氏牛黄丸二粒

二剂

五诊：身热已退至正常（肛温 36.5℃），手足已渐解活动。邪热神识已清，目睛辗转自如。大便续下溏垢，邪热有下泄之机。惟不语如前，仍用清营养阴、泄热利窍。

大生地五钱	麦　冬三钱	鲜石斛五钱
元　参三钱	郁　金一钱五分	忍冬藤四钱
丹　皮二钱	赤　芍二钱	鲜菖蒲二钱
上川连五分	连翘心（辰拌）一钱	

二剂

27. 痫证

查某，男，7岁，下东街 48 号。1965 年 9 月 16 日诊。

不久前突然手足抽搐如痫，今仿效定痫丸意，制丸常服。

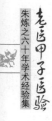

生熟地各二两	大麦冬一两	山萸肉一两
大白芍一两	紫丹参一两	朱　砂二钱
京川贝一两	陈胆星五钱	茯　苓二两
远志筒五钱	石菖蒲五钱	天　虫一两
全蝎尾十条	血　珀二钱	生甘草四钱

上药研成细末，加竹沥二两，姜汁少许，捣糊为丸，如弹子大，每晨晚各服一丸。

徐某，女，6岁。1976年6月1日诊。

痫症起已多年，常服苯妥英钠。目前面㿠无华，平时行走不稳，易摔倒。制丸如下：

陈胆星一两五钱	石菖蒲五钱	琥　珀一两
紫丹参三两	潞党参三两	绵黄芪二两
白　芍二两	白茯苓三两	制半夏一两五钱
远　志一两	天　虫二两	双钩藤三两
淡甘草五钱		

上药研成细末，加鲜淡竹沥四支，朱砂两钱，白蜜一两为丸，每天3次，每次各服一钱半。

（二）妇科

1. 月经病

（1）月经先期四例

沈某，女，成年人。1977年11月3日诊。

经水每月二行，心悸冒热。舌尖红，脉小弦带数。肝旺血热，冲海不宁。当予清肝凉血。

丹　皮三钱	黑山栀三钱	炒白芍三钱
陈艾叶一钱五分	朱茯苓四钱	仙鹤草五钱
炒当归三钱	焦山楂三钱	煅牡蛎八钱
灵磁石五钱	杞　子三钱	桑寄生四钱
甘　草一钱五分		

四剂

吴某，女，42 岁。1978 年 4 月 21 日诊。

经水每次先期，量多若崩，血去较多，不能上荣于脑。头晕目糊，所由来也。舌苔薄腻，脉来沉细。当予补气生血。

潞党参五钱	黄　芪二钱	炒白术三钱
炮姜炭一钱五分	炙甘草一钱五分	怀山药四钱
新会皮一钱五分	白蒺藜三钱	煅牡蛎八钱
焦六曲四钱	山　楂四钱	

四剂

魏某，女，17 岁。1978 年 1 月 8 日诊。

经水月行两次，量较多，面色㿠白。舌质淡红，脉象弦小。治以补气摄血。

潞党参四钱	绵黄芪三钱	仙鹤草五钱
地榆炭四钱	艾叶炭一钱五分	炮姜炭一钱五分
炒当归三钱	炒白芍三钱	焦山楂三钱
煅牡蛎六钱	炙甘草一钱五分	谷麦芽各四钱

四剂

宋某，女，44 岁。1977 年 6 月 13 日诊。

月经先期，量多有块。腰酸腹痛，头晕耳鸣。舌净少苔，脉来弦小。治以调肝益肾。

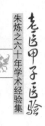

煅牡蛎一两	艾叶炭一钱	川断肉四钱
甘杞子三钱	大白芍三钱	淡甘草一钱五分
乌贼骨四钱	焦山楂四钱	蒲公英一钱五分
川黄柏一钱五分		

三剂

（2）月经后期二例

王某，女，25岁。

初诊（1978年4月13日）：哺乳九月，经行一次，现已月余未行。腰酸头晕，肢麻肉瞤。当予养营益肾。

炒当归三钱	大白芍三钱	粉丹皮三钱
生牡蛎八钱	桑寄生三钱	夜交藤四钱
合欢皮三钱	甘杞子三钱	双钩藤五钱
川断肉三钱	炙狗脊三钱	怀牛膝三钱

四剂

二诊（4月20日）：服药后经水已行，而头晕腰酸、肢麻肉瞤等未好转。舌边尖红，脉来弦小。当再养营调肝。

大白芍三钱	鸡血藤四钱	当归片六片
炒丹皮三钱	煅牡蛎八钱	夜交藤四钱
枸杞子三钱	桑寄生四钱	双钩藤四钱
焦山楂三钱	仙鹤草四钱	朱茯苓四钱

四剂

陆某，女，29岁。1977年10月13日诊。

每次经来超前，本届愆期，旬月未行。头晕腰酸，纳食正常，舌净脉滑。治以行气活血调经。

全当归四钱	大白芍二钱	茺蔚子四钱
留行子三钱	炒枳壳三钱	青陈皮各二钱

| 原滑石四钱 | 炒赤芍二钱 | 怀牛膝三钱 |
| 生甘草一钱五分 | 延胡索三钱 | 散红花三钱 |

三剂

（3）月经过多三例

顾某，女，25 岁。

初诊（1978 年 5 月 16 日）：4 月 18 日至今经水未净，少腹隐痛，夜寐欠安，心悸阵作，腰酸头晕，口苦苔薄，脉弦小。治予温肾清肝。

肉　桂五分	艾　叶一钱五分	紫丹参四钱
益母草三钱	甘杞子三钱	真滁菊一钱五分
大白芍三钱	地榆炭四钱	煅牡蛎八钱
延胡索三钱	炙甘草一钱五分	粉丹皮三钱

三剂

二诊（5 月 19 日）：经水淋漓一月未净，服前方温肾清肝，已显著减少，但腰酸如坠。再予上法出入。

陈艾叶一钱五分	地榆炭四钱	大白芍三钱
煅牡蛎六钱	益母草三钱	蛇舌草六钱
墓头回三钱	炒丹皮三钱	紫肉桂五分
炙甘草一钱五分	茜草炭一钱五分	炒生地四钱

沈某，女，27 岁。1977 年 9 月 9 日诊。

患者经水临期，量多色紫，少腹胀痛。面㿠，舌胖，脉细无力。当予标本兼顾。

炒当归三钱	大川芎一钱五分	茺蔚草三钱
广木香一钱五分	艾叶炭一钱五分	延胡索三钱
大白芍三钱	炮姜炭一钱五分	潞党参五钱
焦山楂三钱	炙甘草一钱五分	仙鹤草五钱

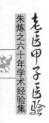
三剂

朱某，女，22 岁。1977 年 7 月 19 日诊。

患者经水淋漓，一旬未止。色紫有块，量多若崩。舌苔薄白，边有紫块。气虚不能统血，又加肝郁血瘀，当虚实兼顾。

潞党参五钱	黄　芪三钱	乌贼骨三钱
煅牡蛎一两	地榆炭四钱	旱莲草三钱
仙鹤草五钱	焦山楂三钱	炮姜炭一钱五分
艾叶炭一钱五分	大白芍三钱	制香附三钱
炒白术三钱		

四剂

（4）崩漏三例

赵某，女，50 岁。1977 年 11 月 29 日诊。

患者经水临期，量多若崩。腰酸足软，头晕。脉细带数，舌苔薄腻。当予益气摄血，并调肝脾。

黄　芪四钱	党　参五钱	炒白术三钱
炙甘草一钱五分	煅牡蛎一两	煅龙骨八钱
地榆炭五钱	墓头回四钱	白　芍三钱
艾　叶一钱五分	仙鹤草五钱	焦山楂四钱

三剂

沈某，女，47 岁。1977 年 7 月 13 日诊。

脾虚失统，经来如崩。面色萎黄，脘胀便泄，舌白脉濡。当予健脾温中摄血。

潞党参五钱	炒白术三钱	煨木香一钱五分
炮姜炭一钱五分	淡甘草一钱五分	艾叶炭一钱五分
煅牡蛎一两	焦山楂四钱	仙鹤草一两
淡黄芩一钱五分	地榆炭四钱	血余炭三钱

三剂

左某，女，30岁。1978年1月5日诊。

患者上月经来如崩，经住院治疗后始止。脉细弦，腹部阵痛。今起右乳亦痛，苔黄舌红。肝火下迫，血海不宁，脾气不足，统摄无力。治疗当从肝脾着手。

黄　芩一钱五分	川黄柏三钱	大白芍三钱
炒丹皮三钱	炒艾叶一钱五分	仙鹤草五钱
地榆炭四钱	炒白术三钱	焦山楂三钱
煅牡蛎一两	潞党参五钱	炮姜炭一钱五分

四剂

（5）痛经二例

岑某，女，26岁。

初诊（1977年6月27日）：脘痛泛酸，饮食减少。经水后期，10天未行，腹部作胀。舌苔薄腻，脉来弦小。治以疏肝和胃。

柴　胡一钱五分	炒白芍三钱	吴　萸一钱
制香附四钱	瓦楞子四钱	新会皮一钱五分
老苏梗三钱	台乌药三钱	建神曲四钱
煅牡蛎六钱	淡甘草一钱五分	砂　仁一钱五分

三剂

二诊（7月1日）：脘痛已瘥，腹胀亦减。经水未行，头晕肢软。舌苔薄白，脉来弦小。治再疏肝和胃。

柴　胡一钱五分	炒白芍三钱	炒当归三钱
煅牡蛎六钱	淡甘草一钱五分	大川芎一钱五分
新会皮一钱五分	制香附三钱	佛手片一钱五分
建神曲四钱		

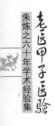

薛某，女，27 岁。1978 年 5 月 15 日诊。

患者腹痛阵作，大便溏薄。每次经来，腹部亦痛。脉象弦数，舌苔薄腻微黄。当予泄肝和中。

大白芍三钱	金铃子三钱	延胡索三钱
广木香一钱五分	淡黄芩一钱五分	蒲公英五钱
制香附三钱	青陈皮各一钱五分	焦山楂三钱
艾 叶一钱五分	嫩白薇三钱	

四剂

（6）倒经二例

倪某，女，20 岁。1978 年 1 月 12 日诊。

患者鼻衄按月而出，经水量少，此倒经也。舌边尖红。当予引血下行，以调其经。

炒当归三钱	大白芍三钱	炒丹皮三钱
煅牡蛎六钱	仙鹤草六钱	茺蔚子三钱
怀牛膝三钱	潞党参四钱	绵黄芪三钱
川郁金三钱	炒蒲黄三钱	炒山楂三钱

三剂

郑某，女，22 岁。1977 年 10 月 13 日诊。

患者每次经来，必先咯血，舌红苔黄。当予平肝降火。

青 黛一钱	蛤 壳五钱	粉丹皮三钱
牛 膝三钱	龙胆草一钱	黑山栀三钱
代赭石一两	茺蔚草三钱	艾 叶一钱
降 香一钱五分	焦山楂三钱	珍珠母一两

三剂

2. 带下病

蒋某，女，68 岁。1978 年 1 月 9 日诊。

白带起已半年，苔黄，食欲可，脉弦。当予清泄下焦。

龙胆草一钱五分	苦　参三钱	泽　泻五钱
金铃子三钱	蛇舌草一两	萆　薢三钱
丹　皮三钱	川藁本一钱五分	生甘草一钱五分
木　通一钱五分	败酱草一两	

四剂

陈某，女，55 岁。1977 年 10 月 18 日诊。

白带绵绵，腰酸肢楚。头晕目眩，耳窍鸣响。舌红苔黄，脉来弦小。当予清肝健脾。

蛇舌草一两	丹　皮三钱	泽　泻四钱
川黄柏二钱	赤白芍各二钱	当　归三钱
山　栀二钱	炒白术三钱	煅牡蛎一两
山　楂三钱	茵　陈四钱	生甘草二钱

五剂

张某，女，29 岁。1977 年 11 月 28 日诊。

患者腰酸月余，且多白带。舌淡红，苔薄腻，脉来濡小。当予补气养血、强筋壮腰。

潞党参四钱	炒白术三钱	白茯苓四钱
炙甘草一钱五分	炒当归三钱	川　断三钱
炙狗脊四钱	桑寄生三钱	制香附四钱
佛手片一钱五分		

四剂

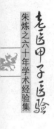

二、西医病症类

1. 胃与十二指肠溃疡二例

唐某，男，51 岁，硖一百商店职工。

脘痛嗳气 10 余年，反复发作。屡服疏肝和胃、降逆化浊之剂少效。1962 年曾经海宁、杭州等医院二次钡餐造影，诊断为胃下垂、十二指肠球部溃疡。1967 年 6 月，患者旧病复发，来我院中医门诊。当时临床所见：面容憔悴，精神疲乏。舌苔薄白，脉象软小。上腹隐痛，得食痛减。嗳气颇多，食量甚少。大便偏软，隐血试验（＋）。中医辨证为脾胃虚弱，中气不足。予甘温理中法。

党　参四钱	瓦楞子四钱	谷麦芽各四钱
炒白术三钱	焦山楂三钱	荜澄茄一钱五分
炮姜炭一钱五分	陈　皮一钱五分	姜半夏二钱
吴　萸八分	大　枣六钱	

诊治两次，服药 8 剂。大便渐实，隐血试验转阴。前后共服 20 余剂，全身症状完全控制，8 年来很少复发。

姚某，女，43 岁。

1975 年 4 月，因胃痛来我院就诊。症见脘痛喜按，嗳气泛酸。大便溏薄，隐血试验（＋＋）。面色无华，精神疲乏。舌质淡，苔微黄，脉象软小。患者胃痛史已数年，曾经某医院胃肠造影，印象为十二指肠球部溃疡伴胃窦炎。中医辨证属中气虚馁，脾不统血。乃予甘温理中、益气摄血之方。

党　参四钱	煅瓦楞四钱	乌贼骨四钱
谷麦芽各四钱	炒白术三钱	焦山楂三钱
炒白芍三钱	炮姜炭一钱五分	荜澄茄一钱五分
炙甘草一钱五分	蒲公英一两	三　七一钱

初诊服药 4 剂，脘痛顿减，大便隐血试验转阴。复诊去三七，加香附三钱，续服 4 剂，病情好转，停药迄今未复发。

2. 肝硬化三例

李某，男，47 岁。

初诊：肝病由来已久，目前面色紫暗，脘腹隐痛。神旺冒热，大便常溏。舌苔薄白，脉形弦象。经上海某医院检查，诊断为肝硬化。治以疏肝泻肝为主。

绵茵陈五钱	石见穿五钱	莪　术三钱
猫人参一两	川郁金三钱	炒白术三钱
炒枳壳二钱	青陈皮各一钱五分	仙鹤草四钱
瓦楞子五钱	焦六曲五钱	谷麦芽各三钱
龙胆草一钱五分		

六剂

二诊：投泻肝疏肝以健其脾，胁痛大减，冒热好转。舌边尖微红，脉弦。再予前方出入。

上方去枳壳、谷麦芽，加泽泻五钱，甘草一钱五分。七剂。

三诊：血压 140/100mmHg。肝阴素虚，肝阳偏亢。经服前方，面红冒热、手足心灼、右胁胀痛明显获减。惟舌尖仍红，苔薄黄，脉弦。再予原方出入。上方去瓦楞、六曲，加桑寄生三钱，枸杞子三钱。七剂。

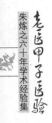

许某，男，76 岁。

初诊：有食道静脉出血史，目前腹大如鼓，面色萎黄，脘痞尿少。苔薄腻，脉小弦带数。病情沉重，深恐大出血。

参三七一钱五分	半枝莲一两	大腹皮三钱
瓦楞子五钱	炒白术三钱	福泽泻五钱
生苡仁五钱	谷麦芽各五钱	焦山楂三钱
焦六曲五钱	新会皮一钱五分	仙鹤草五钱

二剂

二诊：投疏肝运脾之中西医结合治疗，腹胀略减。舌质淡白无华，当予上法出入。正虚邪实，不宜强攻。上方去参三七、生苡仁，加车前子四钱，制香附四钱。四剂。

三、四诊：夹感，以疏风解表为主。

五诊：感冒已愈，目前仍觉脘胀气闷。大便溏薄，溲少，腹腔中等量积液。舌淡，苔薄腻微黄，脉弦带滑。仍为肝郁脾虚，水湿内停。再予调肝健脾利水。

半枝莲一两	石见穿五钱	蓬莪术三钱
煅瓦楞五钱	炒白术三钱	白茯苓四钱
福泽泻四钱	车前子一两	孩儿参五钱
大腹皮三钱	仙鹤草五钱	焦山楂四钱

四剂

患者服药后，小便次数增多，腹水续解，腹胀已减，正在继续巩固治疗中。

章某，男，56 岁。

初诊：面色晦黄，巩膜深黄。有腹水，肝大质硬。苔糙，脉小。肝功能检查：黄疸指数 190 单位，谷丙转氨酶 120 单位，白球蛋白比例倒置。经杭州、桐乡、临平等地多处治疗，病情沉重。

茵　陈五钱	猫人参一两	石见穿五钱
川郁金三钱	参三七一钱	福泽泻四钱
半枝莲一两	新会皮一钱五分	建神曲四钱
生苡仁一两	大腹皮三钱	焦山楂四钱

四剂

二诊：服前方自觉症状改善，面色晦黄、巩膜深黄如前。苔厚糙，脉小。再予上法：

加玉米须五钱。

三诊：肝郁脾虚，水湿内停。经清肝健脾利水治疗后，腹水明显减少。食欲已馨，脘胀消失，精神好转。巩膜深黄获减，肝脾肿大如前。苔灰白厚糙，脉细小。再予上方出入。

去参三七、玉米须、川郁金、新会皮、建神曲、焦三楂，加对坐草一两，仙鹤草五钱，煅瓦楞五钱，谷麦芽各四钱，白茯苓四钱。五剂。

四诊：经清肝利胆、健脾渗湿方35剂治疗后，腹水消失，肝肿缩小，触之平滑。黄疸指数由190单位降至24单位，谷丙转氨酶由120单位降至正常，白球蛋白由倒置转为正常，精神食欲大有好转。脉小弦，苔薄黄。再踵效方。

3. 肝炎三例

张某，女，44岁。

初诊（1977年9月1日）：经检查，明确为肝炎，谷丙转氨酶166单位，黄疸指数15单位，胆红素28.73μmol/L。目前皮肤微黄，大便溏薄。舌边尖红，苔薄黄腻。当用清肝消炎法治疗。

| 绵茵陈五钱 | 金钱草一两 | 过路黄五钱 |

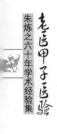

石见穿五钱	田基黄五钱	川郁金三钱
炒枳壳二钱	福泽泻三钱	建神曲四钱
大腹皮三钱	制川朴二钱	生苡仁一两
生甘草二钱		

四剂

二诊（9月8日）：脘宇胀痛，大便溏薄。舌边尖红，苔薄黄。再予清肝疏肝、调胃理气。

茵　陈五钱	田基黄五钱	炒枳壳一钱五分
炒白术三钱	建　曲四钱	焦山楂四钱
香　附四钱	广木香一钱五分	吴　萸一钱
炒龙胆一钱	淡甘草一钱五分	制川朴一钱五分
柴　胡一钱五分	炒白芍三钱	

四剂

三诊（9月15日）：食欲好转，大便犹溏。舌中微黄，脉象小弦带数。身有微热，再予清肝疏肝、健脾和胃。

吴　萸一钱	炒龙胆一钱	银柴胡三钱
绵茵陈四钱	炒白术三钱	焦六曲四钱
焦山楂三钱	谷麦芽各四钱	制香附四钱
甘　草一钱五分	青陈皮各一钱五分	丹　参四钱
荜澄茄一钱五分		

四剂

四诊（9月19日）：指冷出汗，大便不实，气虚脾弱所致。舌苔尚黄，边尖仍红。肝经湿热未清，再予肝脾两顾。

炒白术三钱	孩儿参四钱	怀山药四钱
炒当归三钱	制香附三钱	绵茵陈四钱
谷麦芽各四钱	青陈皮各一钱五分	淡甘草一钱五分

焦六曲四钱　　　　焦山楂三钱　　　　桑寄生四钱

四剂

五诊（9月23日）：指冷有汗，大便不实。心悸胸闷，夜不安寐。舌边暗红，苔色薄腻，脉来细弦带数。再予肝脾两顾。

炒白术三钱　　　　潞党参四钱　　　　炒当归三钱

紫丹参四钱　　　　银柴胡一钱五分　　左牡蛎六钱

福泽泻三钱　　　　焦山楂四钱　　　　谷麦芽各四钱

淡甘草一钱五分　　焦六曲四钱　　　　朱茯苓四钱

五剂

六诊（9月27日）：手心冷而有汗，胸闷眩晕，夜不安寐，左耳鸣响。舌边尖暗红，苔色薄黄。再予肝脾两顾。

炒白术三钱　　　　炒当归三钱　　　　淡甘草一钱五分

朱茯苓四钱　　　　建神曲四钱　　　　谷麦芽各四钱

焦山楂四钱　　　　紫丹参四钱　　　　柏子仁三钱

淮小麦四钱　　　　孩儿参四钱　　　　石菖蒲一钱五分

西琥珀一钱五分

五剂

杨某，女，3岁。

初诊（1977年10月18日）：无黄疸型肝炎，10月11日肝功能检查：麝浊16单位，谷丙转氨酶68单位。自觉脘腹作胀，大便失调。脉小弦带数，苔薄腻。当予疏肝和脾。

软柴胡一钱五分　　青　蒿三钱　　　　郁　金三钱

佛　手一钱五分　　香　附三钱　　　　青　皮一钱五分

延胡索三钱　　　　建　曲五钱　　　　秦　艽三钱

当　归三钱　　　　白　术三钱　　　　甘　草一钱五分

生牡蛎五钱

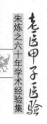

四剂

二诊（10月23日）：脘胀纳钝，便溏肢软。脉小弦带数，苔薄腻微黄。肝气横逆乘脾。再予疏肝和脾。

柴　胡一钱五分	炒白芍三钱	黄　芩一钱
郁　金三钱	佛手片三钱	香　附三钱
当　归三钱	炒白术三钱	建神曲四钱
牡　蛎六钱	青陈皮各一钱五分	茯　苓四钱
淡甘草一钱五分	西琥珀一钱	

四剂

三诊（10月30日）：肝气横逆乘脾，脘胀纳钝，便溏。舌苔薄腻微黄，脉来弦小。再予疏肝和脾。

柴　胡一钱五分	炒白芍三钱	黄　芩一钱
川郁金三钱	制香附三钱	炒当归三钱
炒白术三钱	建神曲四钱	青陈皮各一钱五分
生牡蛎六钱	茯　苓四钱	琥　珀一钱五分
淡甘草一钱五分		

四剂

四诊（11月3日）：肝气乘脾，脾运失职，湿困于中，脘腹胀大，苔白微糙。当再疏肝运脾。

吴　萸五分	炒龙胆一钱	川郁金三钱
制香附四钱	炒白术三钱	青陈皮各一钱五分
建神曲四钱	白茯苓四钱	福泽泻四钱
绵茵陈四钱	生苡仁四钱	淡甘草一钱五分
生焦山楂各四钱		

四剂

王某，男，32 岁。

初诊（1977 年 1 月 23 日）：本院肝功能检查：谷丙转氨酶 136 单位，慢性肝炎活动期。肝区隐痛，便溏腰酸，面㿠。苔薄，脉来弦小。肝郁脾虚。治以健脾疏肝，清利湿热。

孩儿参五钱	泔茅术一钱五分	制川朴一钱五分
青陈皮各一钱五分	全当归三钱	延胡索三钱
建神曲四钱	柴　胡一钱五分	炒白芍三钱
绵茵陈五钱	生苡仁五钱	玫瑰花二钱
生甘草三钱		

四剂

二诊（1 月 27 日）：脾有湿，肝有热，湿热交阻，胁痛腹胀，纳呆神疲。舌苔薄腻，脉来弦小。当予化湿清热。

泔茅术一钱五分	制川朴一钱五分	青陈皮各一钱五分
全当归三钱	绵茵陈五钱	大腹皮三钱
生苡仁五钱	玫瑰花二钱	生甘草一钱五分
焦山栀四钱	柴　胡一钱五分	炒白芍三钱
建神曲四钱		

四剂

4. 胆囊炎、胆石症三例

周某，女，65 岁。1978 年 4 月 5 日诊。

人民医院诊为胆囊炎，目前精神萎靡，巩膜黄染，右胁部叩击痛。苔薄腻，饮食少进，脉小弦。当予利胆和胃。经常寒热交作，亦由胆病引起。

柴　胡一钱五分	炒赤芍三钱	川郁金三钱
绵茵陈四钱	淡黄芩一钱五分	孩儿参四钱
枳　壳二钱	建神曲四钱	金钱草六钱

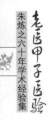

白茯苓四钱　　　　　吴　萸五分　　　　　炒龙胆一钱

虎杖根四钱　　　　　鸡血藤四钱

三剂

黄某，女，成年人。1978 年 2 月 12 日诊。

在上海某医院做胆管造影，不能排除结石。舌苔薄黄，当
予化石利胆。

金钱草一两五钱　　　海金沙藤五钱　　　鸡内金三钱

泽　兰三钱　　　　　紫丹参五钱　　　　大川芎一钱五分

西赤芍三钱　　　　　广木兰三钱　　　　蓬莪术三钱

佛手片三钱　　　　　青陈皮各二钱　　　青宁丸（吞）一钱

五剂

孔某，男，成年人。1978 年 2 月 21 日诊。

胆结石反复发作。当予疏肝利胆，和胃化石。

青宁丸（吞）一钱五分　　　　　　　金钱草三两

焦山楂四钱　　　　　制香附四钱　　　延胡索三钱

青陈皮（各）三钱　　虎杖根五钱　　　西赤芍四钱

鸡内金三钱　　　　　海金沙（包）四钱　王不留行子三钱

全当归三钱

五剂

5. 输尿管结石二例

陈某，男，48 岁。

初诊（1978 年 2 月 23 日）：经上级医院确诊，左输尿管上
端结石伴肾积水。舌苔薄黄，身体肥胖。脉象细弦带数，当予
通淋化石。

海金沙五钱　　　　　鸡内金四钱　　　　金铃子三钱

延胡索三钱	粉丹皮三钱	西赤芍四钱
小蓟草四钱	福泽泻五钱	生焦山楂各四钱
小石韦五钱	金钱草一两	王不留行子三钱

五剂

二诊：左输尿管上端结石伴肾积水。舌苔薄腻微黄，脉象小弦。再予通淋化石。

海金沙五钱	鸡内金四钱	瞿　麦四钱
萹　蓄四钱	延胡索三钱	金钱草一两
车前子四钱	赤　芍四钱	生焦山楂各四钱
福泽泻五钱	石　韦一两	琥　珀二钱

十剂

林某，男，26 岁。1978 年 1 月 3 日诊。

尿路结石。

金钱草一两	小蓟草三钱	瞿　麦三钱
原滑石五钱	白茅根五钱	萹　蓄三钱
粉丹皮三钱	海金沙五钱	鸡内金三钱
生甘草一钱五分	西琥珀一钱五分	

七剂

6. 高脂血症二例

倪某，女，56 岁。

初诊（1977 年 10 月 23 日）：1977 年 5 月 13 日测三酸甘油脂为 320mg/dL，总胆固醇 250mg/dL。经服中药至 8 月 4 日，分别降到 181mg/dL，204mg/dL。目前尚感心悸、舌尖痛。心血不足，心火偏亢。

| 茵　陈四钱 | 丹　皮三钱 | 川郁金三钱 |

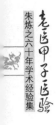

泽　泻四钱	黄　连五分	山　栀三钱
焦六曲四钱	焦山楂三钱	丹　参四钱
降　香一钱五分	代赭石（先）五钱	朱磁石五钱

四剂

二诊（10月26日）：右颈掣痛，面颊亦痛，舌歪脉数。再予滋阴熄火、柔肝养心。

绵茵陈四钱	丹　皮三钱	六味地黄丸五钱
杞　子三钱	紫丹参五钱	降　香一钱五分
朱磁石五钱	生焦山楂各四钱	川郁金三钱
夏枯草三钱	双钩藤四钱	西琥珀一钱五分

三剂

三诊（10月36日）：颈项两侧，吊急掣痛，牵及左臂。舌尖痛，脉细弦带数。心肝阴血不足，风阳旋扰不息。再予滋阴养血，息风潜阳。

六味地黄丸五钱	杞　子三钱	女贞子三钱
旱莲草三钱	大白芍三钱	全当归三钱
生牡蛎八钱	丹　参四钱	夏枯草三钱
朱茯苓四钱	生焦山楂各三钱	夜交藤四钱

四剂

四诊（11月4日）：投滋阴养血，息风潜阳之剂后，颈项吊急已获好转。再予上法出入。

六味地黄丸五钱	杞　子三钱	女贞子三钱
旱莲草三钱	大白芍三钱	生牡蛎八钱
丹　参四钱	夏枯草三钱	朱茯苓四钱
生焦山楂各三钱	夜交藤四钱	瓦楞子四钱
炒当归三钱		

四剂

王某，女，45岁。1978年5月17日诊。

胆固醇增高 mg/dl，腹壁肥厚，右上腹隐痛，胆囊造影正常。舌苔薄黄而腻，脉来弦小。当予疏肝和胃，化滞消结。

生焦山楂各四钱	石见穿五钱	青陈皮各一钱五分
制川朴二钱	姜半夏二钱	绵茵陈五钱
生麦芽五钱	福泽泻五钱	青木香三钱
生苡仁五钱	大腹皮三钱	紫丹参四钱

五剂

7. 冠心病三例

叶某，男，40岁。

初诊（1976年12月12日）：血压150/98mmHg，胸闷头晕，脉来徐缓。原有高血压史，服西药后血压下降，舌苔薄腻微黄。人民医院诊断为冠心病，当予养心活血为主。

紫丹参五钱	降真香三钱	川郁金三钱
夜交藤五钱	合欢皮三钱	炒苏子三钱
金沸草三钱	焦山楂五钱	全当归三钱
大川芎一钱五分	粉丹皮三钱	

四剂

二诊（12月20日）：头晕好转，寐中多梦。再予平肝养心。

紫丹参五钱	降　香一钱五分	夜交藤五钱
朱磁石五钱	山　楂五钱	鸡血藤五钱
当　归三钱	川　芎一钱五分	川郁金三钱
朱茯苓四钱	甘　草一钱五分	珍珠母五钱

五剂

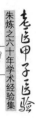

三诊（12月26日）：头晕减轻，夜寐稍安。大便略溏，次数较多。再予养心健脾。

紫丹参五钱	降真香一钱五分	夜交藤五钱
鸡血藤五钱	朱磁石五钱	焦山楂五钱
大川芎一钱五分	朱茯苓五钱	炮姜炭一钱五分
炒白术三钱	潞党参五钱	淡甘草一钱五分

五剂

四诊（1977年1月1日）：服药后，失眠心悸改善，食欲较差。再予养心健脾。

紫丹参五钱	鸡血藤五钱	夜交藤五钱
合欢皮三钱	淮小麦五钱	西琥珀一钱五分
朱磁石五钱	焦六曲四钱	谷麦芽各五钱
朱茯苓四钱	淡甘草一钱五分	玫瑰花二钱

五剂

五诊（1月6日）：经中药治疗，诸症均有好转，再予上法。

紫丹参五钱	孩儿参五钱	忍冬藤五钱
淮小麦五钱	西琥珀一钱五分	朱茯苓四钱
川郁金三钱	粉丹皮三钱	玫瑰花一钱五分
谷麦芽各四钱	五剂	

王某，男，成年人。1978年6月1日诊。

患冠心病，冠脉供血不足。开始心绞痛，经处理后好转，目前胸闷疲乏易汗。脉迟，舌质微黯，苔薄白腻。符合气虚血瘀脉证，当益气宣痹、养心化瘀。

潞党参五钱	茯　苓五钱	甘　草一钱五分
柏子仁杵四钱	夜交藤五钱	郁　金四钱
菖　蒲二钱	福泽泻五钱	焦山楂四钱

降　香二钱　　　　丹　参五钱　　　　桑寄生三钱

三剂

崔某，男，47 岁。1978 年 4 月 16 日诊。

患者血压 170/90mmHg，胸闷如塞，头昏目糊。舌胖而有齿印，苔薄腻，脉弦小。当予益心气、养心营，佐入通阳活血。

孩儿参五钱　　　　大麦冬三钱　　　　川郁金三钱

石菖蒲一钱五分　　降真香一钱五分　　紫丹参五钱

川桂枝一钱　　　　杜红花一钱　　　　炒蒲黄一钱五分

夜交藤五钱　　　　合欢皮三钱　　　　淡甘草一钱五分

生焦山楂各三钱

四剂

8. 缺铁性贫血一例

查某，男，34 岁。

初诊（1977 年 9 月 19 日）：体温 37.9℃。心肾之阳不振，脾胃之气大虚。心悸怔忡，面㿠无华。舌苔淡胖，脉来弦小带数。当予补心肾之阳，以生气血（血红蛋白仅 3g）。

仙灵脾三钱　　　　巴戟天三钱　　　　苁　蓉四钱

杞　子三钱　　　　炒当归三钱　　　　黄　芪三钱

山　药四钱　　　　党　参四钱　　　　炒白术三钱

谷麦芽各四钱　　　山　楂三钱　　　　泽　泻四钱

五剂

二诊（9 月 23 日）：气血大虚，心肾之阳不振。心悸怔忡，神疲乏力，面色㿠白无华。舌质淡胖苔腻，脉弦带数，重按无力。当补心肾之阳，以生气血。

党　参四钱　　　　黄　芪三钱　　　　当　归三钱

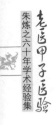

肉苁蓉四钱	山　药四钱	杞　子四钱
茯　苓四钱	仙灵脾三钱	泽　泻三钱
白　术三钱	桑寄生四钱	巴戟天三钱

五剂

三诊（9月28日）：面色㿠白无华，心悸怔忡不宁。食入脘胀，大便隐血试验阳性。舌质淡，苔薄黄，脉象小弦带数。再予甘温理中为主。

潞党参五钱	绵黄芪五钱	炒白术三钱
炒当归三钱	白茯苓四钱	谷麦芽各五钱
焦山楂三钱	瓦楞子五钱	怀山药五钱
煅牡蛎五钱	淡甘草一钱五分	福泽泻三钱

五剂

四诊（10月6日）：前投甘温理中，血红蛋白由3g上升至4.5g。

党　参五钱	黄　芪五钱	白　术三钱
当　归三钱	茯　苓四钱	山　药四钱
山　楂四钱	泽　泻五钱	甘　草一钱五分

谷麦芽各四钱

五剂

五诊（10月17日）：气血大虚，心肾之阳不振。经一月治疗后，面色好转，心悸怔忡消失，脘胀亦减。舌净略淡，脉来弦小。再予原方出入。

党　参五钱	黄　芪五钱	白　术三钱
当　归三钱	茯　苓四钱	山　药四钱
山　楂四钱	泽　泻四钱	瓦楞子五钱
杞　子三钱	谷麦芽各四钱	甘　草一钱五分

五剂

六诊（11 月 8 日）：迭进补气养血、健脾和胃之剂，血红蛋白升至 9g。低热已退，入晚疲乏，晨起口渴。脉象弦小，舌苔薄腻。再予补气养血为主。

潞党参五钱	炒白术三钱	白茯苓四钱
炙甘草一钱五分	甘杞子四钱	炒当归三钱
大白芍三钱	制黄精五钱	桑寄生四钱
焦六曲四钱	怀山药五钱	谷麦芽各五钱

五剂

9. 慢性白血病二例

何某，男，40 岁。

初诊（1977 年 10 月 28 日）：患慢性白血病，目前出现头晕疲乏。白细胞 10.2×10^9/L，中性 79%，中幼粒 2%。舌苔薄腻，边有微紫，脉来濡小。再予益气养血、清肝凉血。

潞党参五钱	绵黄芪三钱	炒当归三钱
炒白术三钱	飞青黛（吞）三钱	龙胆草一钱五分
粉丹皮三钱	赤白芍各三钱	白　英三钱
蒲公英一两	焦山楂四钱	甘　草三钱

七剂

二诊（11 月 4 日）：白细胞较前升高，再予清肝凉血为主。

飞青黛三钱	龙胆草一钱五分	白　英五钱
蒲公英一两	紫地丁五钱	焦山楂四钱
甘　草一钱五分	炒当归三钱	孩儿参五钱
粉丹皮三钱	赤　芍三钱	蛇舌草一两

五剂

三诊（11月9日）：病情如前，再予清肝凉血为主。

青　黛三钱	龙胆草一钱五分	白　英五钱
紫地丁五钱	龙　葵五钱	扛板归五钱
丹　皮三钱	西赤芍三钱	郁　金三钱
制黄精五钱	甘　草一钱五分	甘杞子三钱

五剂

四诊（11月17日）：再予上法出入。

龙胆草二钱	白　英一两	紫地丁一两
龙　葵一两	制黄精五钱	丹　皮三钱
西赤芍三钱	郁　金三钱	甘杞子五钱
白　薇三钱	炒当归三钱	甘　草二钱

五剂

胡某，女，21岁。

初诊（1977年9月20日）：患急性粒细胞性白血病，血红蛋白近3g，今日体温正常。当再益气扶正，佐入清泄。

潞党参五钱	绵黄芪三钱	炒白术三钱
煨木香一钱五分	怀山药五钱	旱莲草三钱
淡甘草一钱五分	绽谷芽五钱	青黛吞二钱
仙鹤草五钱		

二剂

二诊（9月27日）：目前白细胞1.55×10^9/L，面色㿠白无华。苔白薄腻，胃纳尚可。脉弦小，重按无力。再予补气养血以治本，清肝泻火以治标。

潞党参五钱	黄　芪三钱	炒白术三钱
炒当归三钱	怀山药五钱	杞　子四钱
甘　草三钱	仙鹤草五钱	旱莲草三钱

青　黛三钱　　　　谷　芽五钱　　　　新会皮一钱五分

四剂

10. 红斑性狼疮一例

夏某，女，7岁。

初诊（1977年10月13日）：经杭州儿童医院住院治疗，初步诊断为胶原性疾病：皮肌炎？红斑性狼疮？目前面色潮红，脉数，午后低热，唇燥苔黄。治以清心凉营解毒。

上川连五分　　　　生甘草一钱五分　　　蒲公英五钱

紫地丁三钱　　　　粉丹皮三钱　　　　黑山栀三钱

川郁金三钱　　　　天花粉三钱　　　　苦　参二钱

白　薇三钱　　　　赤　芍二钱　　　　生山楂三钱

七剂

二诊：脉数，面红如醉，口唇干燥，大便艰下。治再养心阴，清心火，凉营解毒。

大生地五钱　　　　玄　参三钱　　　　粉沙参三钱

丹　参五钱　　　　上川连五分　　　　苦　参三钱

粉丹皮三钱　　　　赤　芍三钱　　　　白茅根五钱

当　归三钱　　　　川郁金三钱　　　　龟　甲五钱

生甘草一钱五分

十剂

三诊：最近几天咳嗽有痰，面红如醉，皮肤红晕累累，舌红苔薄腻糙。常服地塞米松、维生素E、氯化钾。脉象小而带数。当予养阴清热，凉血祛风解毒。

生地汁（冲入）一支　玄　参三钱　　　　粉丹皮三钱

西赤芍三钱　　　　丹　参五钱　　　　乌梢蛇一钱五分

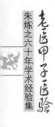

川黄柏一钱五分　　　苦　参三钱　　　　金银花三钱

白茅根五钱　　　　　蝉　衣一钱五分　　大力子三钱

七剂

11. 蛛网膜下腔出血一例

朱某，女，68岁。

初诊（1978年6月4日）：患蛛网膜下腔出血。

羚羊角片（煎汁频服）一钱　　　　　　石决明一两

双钩藤（煎汁频服）五钱

一剂

二诊（6月5日）：蛛网膜下腔出血，头痛略减轻，下午烦躁伴泛恶。苔黄，脉弦滑。

紫雪丹（分两次服）一钱　　　　　　生石决明一两

双钩藤五钱　　　　石菖蒲二钱　　　　淡黄芩二钱

生代赭石五钱　　　谷麦芽各一两　　　鲜石斛五钱

一剂

三诊（6月7日）：4天来有低热，昨日热度较高，因而头痛缓而又剧，大便多日未行。苔腻黄糙，脉象弦滑。再予清热化痰，平肝息风。

紫雪丹（分两次服）一钱　　　　　　生代赭石一两

鲜石斛五钱　　　　生石决明一两　　　双钩藤五钱

淡黄芩三钱　　　　鲜淡竹沥两支　　　川象贝各三钱

连翘壳四钱　　　　忍冬藤五钱　　　　全瓜蒌五钱

炒天虫三钱

一剂

四诊（6月8日）：昨起热度渐退，头痛减轻。大便已通，溏而色黑。有时嗳气。舌苔黄糙尚润，脉象弦滑。当再清热化痰、平肝息风。

生石决明一两	双钩藤五钱	生代赭石一两
淡黄芩三钱	川象贝各三钱	连翘壳五钱
忍冬藤五钱	全瓜蒌打五钱	炒天虫三钱
焦山楂三钱	谷麦芽各五钱	嫩白薇三钱

一剂

五诊（6月9日）：头痛又剧，烦躁不安，苔黄糙，脉弦滑。再予清脑镇痉。

广　角二钱	生石决明一两	代赭石一两
双钩藤五钱	忍冬藤五钱	粉丹皮三钱
连翘壳五钱	全瓜蒌五钱	蒲公英一两
黄　芩三钱	川郁金三钱	石菖蒲三钱

一剂

12. 肾性高血压一例

肖某，女，49岁。

初诊（1977年10月12日）：肾性高血压，尿毒症（血压220/140mmHg）。目前神志时清时糊，昨晚起呕吐。脉小弦，苔薄腻。中医辨证属肝风内动，扰脑犯胃。当息风平肝、降逆和胃。

羚羊角片一钱	菖　蒲三钱	川郁金三钱
西琥珀一钱五分	双钩藤五钱	代赭石一两
粉丹皮二钱	泽　泻五钱	炒天虫三钱
茯　苓五钱	车前子五钱	

牛黄抱龙丸（吞）二粒

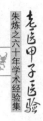

一剂

二诊（10月13日）：神志时清时糊，伴有呕吐。经用中药息风平肝、降逆和胃后，略有好转，再予上法出入。

代赭石一两	琥　珀一钱五分	川郁金三钱
石菖蒲一钱五分	双钩藤五钱	丹　皮三钱
福泽泻五钱	天　虫三钱	车前子五钱
茯　苓五钱	牛黄抱龙丸（吞）二粒	

二剂

13. 心绞痛一例

吴某，女，72岁。

初诊（197年4月30日）：患心脏病，心绞痛反复发作，胸闷如塞。脉象细数，舌苔白腻。当予养心为主。

紫丹参五钱	降　香一钱五分	生牡蛎五钱
生龙骨五钱	川桂枝一钱	山　楂五钱
石菖蒲三钱	柏子仁三钱	朱茯苓五钱
郁　金三钱	夜交藤五钱	延胡索三钱

二剂

二诊（5月4日）：前投养心活血宁神之剂，心绞痛已缓解。刻下胸闷如塞，心悸阵作，筋惕肉瞤。口苦苔白糙腻，脉象细数。治再养心活血为主。

紫丹参五钱	降　香三钱	川朴花一钱五分
川郁金三钱	川桂枝五分	菖　蒲三钱
柏子仁三钱	朱茯苓五钱	焦山楂五钱
半　夏二钱	炙甘草二钱	泽　泻四钱
丹　皮三钱		

三剂

14. 脓毒血症二例

王某，男，10岁。

初诊（1977年9月12日）：今日尿检：红细胞（+++），白细胞（++），颗粒细胞0~2/Hp，蛋白定性（+）。脉数，舌剥，苔薄腻黄。由脓毒血症、左股骨骨髓炎引起。

川黄柏一钱五分	蛇舌草一两	泽　泻三钱
淡黄芩一钱五分	车前子三钱	丹　皮三钱
小　蓟三钱	地骨皮三钱	萆　草一两
鱼腥草一两	生甘草一钱五分	

四剂

二诊（9月16日）：患病2月余，经儿童医院明确诊断：①脓毒血症；②左股骨骨髓炎；③血尿（原因待查）。目前腰酸，小便不利。苔黄形瘦，脉数。当予清利湿热为主。

川黄柏一钱五分	蛇舌草一两	泽　泻三钱
黄　芩一钱五分	车前子三钱	丹　皮三钱
小　蓟三钱	萆　草一两	生甘草一钱五分
木　通一钱五分	地骨皮三钱	四剂

高某，男，23岁，住院病人。

初诊（1977年11月28日）：患者于1977年11月20日因急性阑尾炎接受手术治疗，2天后因腹痛剧烈而再次手术，形成弥漫性腹膜炎、脓毒血症。请中医会诊时，面色苍白，精神萎靡，舌苔干糙，脉象细数（132次/分），体温36.8℃，血压116/98mmHg。有中毒性休克可能，也有造成肠梗阻的可能。病情危笃，急以清热解毒、养阴生津，佐入扶正通腑。

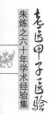

上川连一钱	鲜石斛五钱	天花粉三钱
大麦冬三钱	粉沙参三钱	金银花五钱
西赤芍三钱	粉丹皮三钱	紫地丁五钱
大腹皮三钱	蛇舌草一两	炒当归三钱
孩儿参五钱	炒枳壳三钱	

一剂

二诊（11月29日）：今日脉象小滑而数（126次/分），舌苔腻浊。呼吸急促，腹胀尿少，精神不振。正气已虚，邪热颇盛，病情仍在危重阶段。

上川连一钱五分	鲜石斛五钱	天花粉五钱
瓜蒌皮三钱	粉沙参三钱	金银花五钱
茅芦根各五钱	西赤芍三钱	鱼腥草一两
炒枳壳三钱	青陈皮各三钱	

一剂

三诊（11月30日）：脉象小滑而数（110次/分），舌苔黄腻尚厚。昨日大小便数次，今日呼吸略平。再予养阴，清热解毒，消痰行滞为主。

鲜石斛五钱	天花粉五钱	瓜蒌皮三钱
粉沙参三钱	金银花三钱	茅芦根各五钱
鱼腥草一两	上川连一钱五分	炒枳壳三钱
青陈皮各三钱	川郁金三钱	

一剂

四诊（12月2日）：呼吸逐渐正常，舌苔糙黄已薄。脉象小滑，数势已减，107次/分。大小便续通，知饥思食，精神好转。再予养阴清热解毒，消痰行滞，以冀邪退正复。

| 鲜石斛五钱 | 天花粉五钱 | 瓜蒌皮三钱 |

川　连一钱五分	粉沙参三钱	麦　冬三钱
鱼腥草一两	银　花五钱	川郁金三钱
葎　草一两	青陈皮各三钱	枳　壳三钱

一剂

五诊（12月3日）：腹部创口脓液较多，知饥思食。脉象仍小滑而数，舌苔转为薄黄。热毒未清，营阴伤残未复。虽有转机，未许乐观。

鲜石斛五钱	天花粉五钱	瓜蒌皮三钱
川　连一钱五分	粉沙参三钱	丹　皮三钱
半枝莲一两	金银花五钱	蛇舌草一两
葎　草一两	青陈皮各三钱	枳　壳三钱

二剂

六诊（12月4日）：脉象由132次/分，下降至88次/分。腹部舒适，大小便十余次，大便呈黏液状。舌苔转黄，舌质转淡。气阴伤残，热毒未清。再予扶正养阴，清热解毒。

孩儿参五钱	鲜石斛一两	天花粉五钱
大麦冬三钱	瓜蒌皮三钱	金银花五钱
粉丹皮三钱	半枝莲一两	上川连一钱五分
粉沙参三钱	鱼腥草一两	蛇舌草一两
炒当归三钱	青陈皮各三钱	炒枳壳三钱
炒山楂三钱		

二剂

15. 原发性血小板减少性紫癜一例

费某，男，16岁，贫下中农。

1972年春，患者突然出现皮肤大片瘀斑，伴齿鼻衄血。经

165

血小板检查仅 10×10^9/L 左右，即往外地某医院治疗，诊断为急性重型血小板减少性紫癜。住院两月余，使用大量激素、维生素C、维生素 K_4 及少量多次输血和中药归脾汤等治疗，血小板徘徊在（0.9～20）$\times10^9$/L 之间，全身症状无明显好转。出院后即来本院中医就诊。当时患者全身紫癜密集成片，微热（37.5℃左右），面浮潮红，口臭衄血，饮食尚可。小便量少，大便偏软。舌红苔黄，脉象弦数。辨证属热毒壅胃，波及营血，迫血妄行，耗血伤阴之候。

大青叶五钱	紫地丁五钱	黄　精五钱
藕　节五钱	丹　皮三钱	黑山栀三钱
生甘草三钱	黄明胶三钱	生焦山楂各三钱
生白芍四钱	鲜大生地一两	龟　板一两
旱莲草一两	生地榆一两	仙鹤草一两
红　枣一两		

服药20余剂后，症状开始稳定，血小板略有上升，为（30～40）$\times10^9$/L，乃坚守原法。头几个月每天1剂，中途隔天1剂，最后剂量随病情好转而减轻。前后共服中药达10个月之多，血小板上升至 70×10^9/L 以上，有时上升至 110×10^9/L 才停药观察。于1973年冬，去上海某医院检查，血小板已上升到 130×10^9/L，全身症状消失，紫癜不再出现。1年10个月后随访，血小板稳定在 100×10^9/L 以上，身体健壮，能参加农业劳动。

16. 支气管炎一例

岳某，男，47岁。

初诊（1978年1月2日）：肺阴虚，肝火旺。灼液炼痰，咳嗽气喘，心悸口干。脉小弦而数，舌边紫，苔黄腻。当予养肺阴，并熄肝火。

粉沙参四钱	麦 冬三钱	百 部三钱
象贝母三钱	青 黛五分	蛤 壳四钱
朱茯苓四钱	黄 芩二钱	紫丹参四钱
川石斛四钱	甘 草一钱五分	郁 金三钱
灵磁石五钱		

四剂

二诊：咳嗽痰中带血，经检查白细胞增高，胸透为支气管炎症性改变。脉弦滑而数，舌边紫红，苔黄。当予消炎止血。

粉沙参四钱	麦 冬三钱	象 贝四钱
青 黛五分	蛤 壳五钱	鱼腥草一两
鲜石斛四钱	茜草炭三钱	仙鹤草五钱
生甘草一钱五分	杏 仁三钱	淡黄芩二钱

三剂

17. 支气管哮喘一例

何某，男，10 岁。

初诊（1978 年 6 月 4 日）：哮喘又发，咳嗽咯痰不爽。舌苔薄腻，脉来小滑而数。当予宣肺平喘、辛凉化痰。

炙麻黄八分	生石膏五钱	生甘草一钱五分
粉前胡二钱	光杏仁三钱	大力子三钱
象贝母三钱	鱼腥草一两	白芥子一钱五分
炒苏子三钱	橘红络各一钱五分	建神曲四钱

三剂

二诊（6 月 7 日）：哮喘发作，其标在肺，其本在肾。喘甚

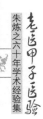

于夜，当予标本并治。

炙麻黄六分	五味子一钱五分	炒生地四钱
山萸肉三钱	光杏仁三钱	炒苏子三钱
灵磁石四钱	车前子（包煎）三钱	姜半夏二钱
橘红络各一钱五分	白茯苓四钱	生甘草一钱五分

三剂

18. 肺结核三例

朱某，男，45岁。

初诊（1976年12月3日）：感冒引起咳嗽，经摄片发现右上肺浸润型结核。目前夜有盗汗，咳嗽痰多，舌苔薄黄而腻。治以标本并顾。

粉沙参三钱	地骨皮三钱	稽豆衣三钱
煅牡蛎一两	孩儿参一两	光杏仁三钱
象贝母三钱	大力子三钱	鱼腥草五钱
焦山楂五钱	川郁金三钱	生甘草三钱

五剂

二诊（12月15日）：盗汗减少，咳嗽好转，脉象犹数，舌苔薄腻。再予益气养阴，肃肺清热。

粉沙参三钱	地骨皮三钱	稽豆衣四钱
甘杞子三钱	煅牡蛎一两	孩儿参一两
光杏仁三钱	鱼腥草一两	天花粉三钱
焦山楂四钱	象贝母三钱	生甘草三钱

五剂

三诊（12月20日）：盗汗已止，咳嗽减轻，惟胸次仍感窒闷，脉象犹数，口干舌燥。再予养阴清肺、泄热化痰。

南北沙参各三钱	地骨皮三钱	鱼腥草一两
光杏仁三钱	象贝母三钱	天花粉三钱
嫩白薇三钱	炒苏子三钱	青　黛八分
蛤　壳五钱	生甘草一钱五分	川郁金三钱
淡黄芩一钱五分	葎　草一两	

五剂

四诊（12月25日）：脉来小弦而数。阴虚火旺，肺阴受灼。咳嗽气急，心悸寐艰，盗汗时有时无。仍予养阴清肺为主。

龟　甲一两	煅牡蛎一两	青　黛一钱
蛤　壳五钱	女贞子三钱	麦　冬三钱
旱莲草三钱	地骨皮三钱	南北沙参各三钱
炙百部三钱	稽豆衣三钱	生龙骨五钱
知柏地黄丸一两		

五剂

王某，男，45岁。1978年2月22日诊。

患者经胸透示：双上肺浸润型结核活动期，伴支气管继发感染。体温38.5℃，咳嗽气急，胸闷咳痰不爽。前日咳血二口，色鲜红。形寒肢冷，纳食减退。舌质紫苔腻，脉来弦数。治以清肺化痰、止咳平喘。

鱼腥草一两	象贝母三钱	光杏仁三钱
仙鹤草五钱	炒丹皮三钱	紫丹参四钱
茜草炭三钱	桑白皮三钱	地骨皮三钱
粉沙参三钱	大连翘四钱	葎　草一两
紫地丁五钱	生甘草一钱五分	

三剂

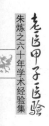

姚某，男，64 岁。1977 年 9 月 8 日诊。

肺结核属肺气阴两虚证。予补养为主。

孩儿参五钱	怀山药五钱	粉沙参三钱
炒白术三钱	白茯苓四钱	生苡仁五钱
煅蛤壳四钱	鱼腥草五钱	谷麦芽各五钱
新会皮一钱五分	生甘草一钱五分	象贝母三钱

四剂

19. 腮腺炎二例

许某，男，8 岁。

初诊（1978 年 4 月 13 日）：体温 37.6℃，两腮下酸痛伴淋巴结肿大，发热高达 39.6℃。苔腻，脉数。当予辛凉清解。

连　翘三钱	金银花五钱	大力子三钱
天　虫三钱	象　贝三钱	夏枯花三钱
柴　胡一钱五分	紫地丁五钱	马　勃一钱五分
枳　壳一钱五分	淡黄芩一钱五分	丹　皮三钱
生甘草一钱五分		

二剂

二诊（4 月 16 日）：再予辛凉解毒。

连　翘三钱	紫地丁五钱	夏枯花三钱
双钩藤三钱	黄　芩一钱五分	炒天虫三钱
净蝉衣一钱五分	粉丹皮三钱	象　贝三钱
蒲公英五钱	鱼腥草五钱	生甘草一钱五分

三剂

朱某，男，7 岁。1978 年 5 月 16 日诊。

人民医院诊断为腮腺炎。

净蝉衣一钱五分	板蓝根三钱	炒天虫三钱
连　翘三钱	银　花三钱	大力子三钱
象贝母三钱	马　勃二钱五分	生甘草一钱五分
薄荷叶一钱五分		

三剂

20. 慢性咽喉炎一例

徐某，男，55 岁。1978 年 5 月 18 日诊。

患慢性咽喉炎，咽喉燥痛，肝区隐痛。肾阴虚，水不涵木，肝气横逆。舌苔薄黄带糙，脉来弦细。当予补肾阴、滋水涵木。

大生地四钱	山萸肉三钱	怀山药四钱
粉丹皮三钱	大麦冬三钱	福泽泻四钱
白茯苓四钱	甘杞子三钱	生牡蛎八钱
炙鳖甲六钱	夜交藤四钱	金铃子三钱

五剂

21. 结肠炎一例

丁某，女，47 岁。1977 年 8 月 5 日诊。

西医诊断为结肠黏膜慢性炎症，大便夹带黏液，少腹左侧阵痛。当予清理肠道。

炒白术三钱	广木香一钱五分	上川连五分
新会皮二钱	大白芍四钱	吴　萸一钱
炒龙胆一钱	焦山楂四钱	焦六曲四钱
煅瓦楞四钱	台乌药三钱	地锦草五钱

三剂

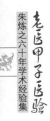

22. 阑尾炎一例

朱某，男，27 岁。1977 年 7 月 4 日诊。

西医诊为阑尾炎，目前脘胀腹痛，必要时外科治疗。

川黄柏三钱	败酱草一两	红　藤一两
紫地丁五钱	广木香二钱	乌　药三钱
赤　芍三钱	大腹皮三钱	青陈皮各三钱
生甘草三钱	川朴花二钱	

23. 慢性鼻炎一例

王某，女，34 岁。1977 年 8 月 26 日诊。

有慢性鼻炎史，感冒后头痛鼻塞，伴有冒热。当予宣上泄中。

苍耳子三钱	辛夷花一钱五分	鱼腥草一两
连翘壳三钱	香白芷一钱五分	蒲公英一两
建神曲四钱	生甘草一钱五分	吴　萸五分
炒龙胆一钱	薄荷叶一钱五分	
三剂		

24. 面神经瘫痪一例

周某，女，32 岁。1978 年 2 月 29 日诊。

口眼向右歪斜，左侧面神经瘫痪。舌苔薄白，脉来弦小。当予祛风活络。

竹节白附子一钱五分	炒天虫三钱	白蒺藜三钱
川　芎一钱五分	炒当归三钱	杜红花一钱
丝瓜络三钱	制南星一钱五分	片姜黄一钱五分

嫩桑枝三钱　　　海风藤五钱　　　夏枯草三钱
三剂

25. 突发性耳聋一例

徐某，女，27岁。

初诊（1977年10月13日）：患突发性耳聋。当予宣窍祛风，佐入平肝潜阳。

石菖蒲一钱五分　　炒天虫三钱　　　苍耳子三钱
粉葛根三钱　　　　夏枯花三钱　　　双钩藤五钱
粉丹皮三钱　　　　西琥珀一钱五分　真滁菊一钱五分
建神曲三钱　　　　焦山楂三钱　　　生甘草一钱五分

二诊：阴虚阳亢，阳扰于上。耳窍鸣响，脉象小弦带数。当予育阴潜阳，脘宇隐痛亦为顾及。

甘杞子四钱　　　　真滁菊一钱五分　左牡蛎六钱
朱茯苓四钱　　　　朱磁石五钱　　　石菖蒲一钱五分
大白芍三钱　　　　制香附三钱　　　佛手片一钱五分
瓦楞子四钱　　　　延胡索三钱　　　焦山楂四钱
四剂

三诊：头晕耳鸣渐减，舌根苔略厚腻，脉细弦带数。再予上方出入。

朱磁石五钱　　　　甘杞子三钱　　　真滁菊一钱五分
夜交藤四钱　　　　珍珠母五钱　　　石菖蒲一钱五分
西琥珀一钱五分　　川郁金三钱　　　朱茯苓四钱
炒天虫三钱　　　　白蒺藜三钱　　　生甘草一钱五分
四剂

173

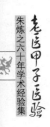

26. 风湿性心脏病一例

朱某，女，58 岁，1978 年 6 月 15 日诊。

患风心病，血沉 36mm/h。心悸气急，咳嗽。脉小弦滑，苔薄腻黄。当予养心肃肺。

夜交藤四钱	合欢皮三钱	粉沙参三钱
灵磁石四钱	桃　仁三钱	琥　珀一钱五分
苡　仁六钱	茯　苓四钱	炒当归三钱
焦山楂三钱	鸡血藤四钱	紫丹参四钱

四剂

27. 心力衰竭二例

管某，男，53 岁。

初诊（1978 年 6 月 9 日）：心气心阴均虚，造成心血瘀阻；又加阳虚，气不化水，水气凌心犯肺而致咳嗽气喘、胸闷如塞，下肢浮肿、口唇紫绀。见脉细有结代、舌淡红少苔等心力衰竭表现。当予益气滋阴活血。

金匮肾气丸五钱	孩儿参五钱	生白术三钱
白茯苓五钱	紫丹参五钱	福泽泻五钱
紫降香一钱五分	车前子五钱	参三七一钱五分
单桃仁三钱	葶苈子三钱	焦山楂三钱

三剂

二诊：心源性气喘，唇绀，脉象结代不调，舌淡微紫等，属心力衰竭表现。当予益气健脾活血。

金匮肾气丸五钱	潞党参五钱	生白术三钱
紫丹参五钱	福泽泻五钱	葶苈子三钱

车前子五钱	焦山楂五钱	白茯苓五钱
炒当归三钱	川郁金三钱	大腹皮三钱

四剂

王某，女，75 岁，景云桥。1974 年 3 月 29 日诊。

素有咳嗽气喘之患，春节后一度气喘大作，咳嗽痰不得出；加之遍体浮肿，面部四肢尤甚。之喜邀余诊治，按其脉象弦大无力，舌苔糙腻，唇干面㿠。诊断为脾肾阳虚，火不生土，土不制水，水邪泛滥，射肺则喘。乃予附子五苓散加味。

附　子五分	桂　枝五分	白　术三钱
泽　泻三钱	猪　苓三钱	茯　苓三钱
旋覆花二钱	沉　香五分	杏　仁三钱
半夏曲三钱	橘　红一钱五分	

连服三剂，肿势退去大半，喘平咳爽，复诊一次而痊愈。

28. 麻疹二例

张某，女，8 岁。1964 年 3 月 23 日诊。

发热数天，痧子隐约不显。目赤、鼻干，干咳气粗，天庭色淡，鼻准欠红。毒郁肺胃，有逆陷心营之险。脉数疾，苔糙腻，大便呈咖啡色。急予泄卫透营，宣肺达邪。

金银花三钱	玉桔梗一钱	杜红花一钱五分
荆芥穗一钱五分	连翘壳三钱	牛蒡子三钱
净蝉衣一钱五分	西赤芍一钱五分	光杏仁三钱
象贝母三钱	老鹳草三钱	樱桃核三钱

另羚羊角五分煎饮。

本方服药 1 剂后即见好转，痧子尽透，神清气爽。

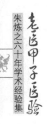

虞某，女，18 岁，俞家桥新村 10 号。

初诊（1979 年 6 月 25 日）：体温 40℃，麻疹密布，高热不退。咳嗽咽痛，便泄稀水。昨晚一度神昏，今日气急如喘。脉象滑数，舌苔黄腻。邪毒鸱张，气营两燔。法当泄卫透营。

羚羊角（另煎）3g	双钩藤 15g	粉丹皮 10g
西赤芍 10g	淡黄芩 10g	粉葛根 10g
上川连 10g	生甘草 5g	象贝母 10g
连翘壳 10g	金银花 15g	大力子 10g
竹 茹 10g		

一剂

二诊（6 月 26 日）：体温 37.8℃，热度渐退，麻疹发齐以后渐隐，苔黄脉数。再予清气凉营。

上川连 3g	淡黄芩 10g	西赤芍 10g
粉丹皮 10g	象贝母 10g	大力子 10g
金银花 15g	连翘壳 10g	生甘草 5g
竹二青 10g	玉桔梗 5g	

一剂

29. 口腔白色念珠菌病一例

钱某，女，30 岁。

初诊（1978 年 5 月 17 日）：舌苔厚糙，尖边糜烂，齿龈浮肿而痛。头痛阵作，便前腹痛。带下甚多，纳谷尚可。夜不安寐，入暮盗汗，脉小滑数。治予养阴清火。

大生地五钱	粉丹皮三钱	黑山栀三钱
苦 参三钱	嫩白薇三钱	福泽泻三钱
朱茯苓四钱	木 通一钱五分	鲜石斛五钱

蒲公英一两　　　生甘草一钱五分　　　元　参四钱

五剂

二诊（5月22日）：龈肉浮肿，出血溃脓，虽缓未除，口苦咽干。舌净红带黄，脉小弦而数。治再养阴清火。

川石斛四钱　　　嫩白薇三钱　　　粉丹皮三钱

大生地四钱　　　炒赤芍三钱　　　蒲公英六钱

净银花四钱　　　生甘草一钱五分　炒建曲四钱

福泽泻四钱　　　上川连一钱　　　绿升麻一钱五分

五剂

30. 结膜充血一例

陈某，男，59 岁。

初诊（1977 年 9 月 29 日）：左目糊赤，迎风流泪，舌苔黄糙，脉来弦数。血压 160/100mmHg。当予平肝泻火。

珍珠母一两　　　真滁菊三钱　　　飞青黛一钱

粉丹皮三钱　　　黑山栀三钱　　　双钩藤五钱

谷精草三钱　　　青葙子三钱　　　龙胆草一钱五分

生甘草一钱五分　川郁金三钱　　　鱼腥草一两

三剂

二诊（9 月 22 日）：左目糊赤已愈，舌苔仍然黄糙，脉象小弦带数。再予平肝清火。

珍珠母一两　　　真滁菊三钱　　　青　黛一钱

粉丹皮三钱　　　双钩藤五钱　　　龙胆草一钱五分

郁　金三钱　　　怀牛膝三钱　　　福泽泻五钱

四剂

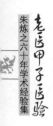

31. 脱发一例

张某，男，23岁。

初诊（1977年9月21日）：发为血之余，肾藏精，其华在发。近1年来脱发，眼花，失眠。舌苔薄黄，脉来濡小。治以补肾养血。

炒生地四钱	山萸肉三钱	苁　蓉三钱
菟丝子四钱	制首乌四钱	黄　精四钱
泽　泻三钱	炒当归三钱	朱茯苓四钱
灵磁石四钱	杞　子四钱	合欢皮三钱

五剂

二诊　再予补精养血，佐入助消化药。

制首乌四钱	肉苁蓉三钱	菟丝子四钱
制黄精四钱	甘杞子四钱	琥　珀一钱五分
夜交藤四钱	朱茯苓四钱	炒当归三钱
白　术三钱	焦山楂四钱	谷麦芽各四钱

淡甘草一钱五分

五剂

32. 发作性睡病一例

陆某，女，75岁。

初诊（1977年8月15日）：有房颤病史，一度住院治疗。目前神倦嗜睡，脘闷纳呆，大便溏薄。舌苔微黄，脉来小弦。当予芳化苦泄，暂治其标。

石菖蒲一钱五分	西琥珀一钱五分	川郁金三钱
紫丹参五钱	谷麦芽各五钱	焦山楂三钱

广木香一钱五分　　煅牡蛎五钱　　　川桂枝五分
炒当归三钱　　　　佛手片三钱　　　香甘松一钱五分
三剂

二诊（8月22日）：肢冷有汗，神疲嗜睡，脘胀便溏，脉来小迟。当予益气通阳。

川桂枝八分　　　　紫丹参五钱　　　淡甘草一钱五分
炒当归三钱　　　　石菖蒲一钱五分　西琥珀一钱五分
白茯苓四钱　　　　绵黄芪三钱　　　潞党参四钱
炒白术三钱　　　　广木香一钱五分　焦山楂四钱
四剂

三诊（8月25日）：前进益气通阳，脉象由迟转弦，手指较温，舌根紫黄，脘宇犹胀。再予上法，佐入消化。

潞党参四钱　　　　炒白术三钱　　　白茯苓四钱
炙甘草一钱五分　　全当归三钱　　　紫丹参四钱
石菖蒲一钱五分　　焦山楂四钱　　　谷麦芽各四钱
福泽泻四钱　　　　白蒺藜三钱　　　炒天虫三钱
四剂

四诊（9月13日）：手指发冷，汗出亦冷。心气不足，不能推送血液循环全身。舌根微黄，脉来小弦。再予益气养血，仍佐消化。

潞党参四钱　　　　绵黄芪三钱　　　桂　枝八分
炒白芍三钱　　　　紫丹参四钱　　　石菖蒲一钱五分
白茯苓四钱　　　　白　术三钱　　　广木香一钱五分
焦六曲四钱　　　　淡甘草一钱五分　煅牡蛎六钱
四剂

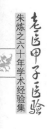

附：印象朱老先生

朱炼之先生，原农工海宁小组负责人。20世纪70年代末，"文革"刚过，百废待兴，海宁政协恢复活动。时任海宁市中医院业务副院长的朱炼之，是本地有名的中医师。考虑到农工党主要成员为医卫界人士，当时的统战部部长以组织名义找其谈话，希望他先加入农工民主党，然后跨党派加入中国共产党，并负责农工民主党海宁小组的筹建工作，从此，朱老先生与农工党结下了不解之缘。他先担任农工党海宁市支部主委，为时三届共十年，后又担任海宁市人大常委会副主任一届，退休后一直以特邀代表身份参加海宁市政协组织，直到2011年辞世。

余生也晚，20世纪80年代末从学校毕业进入海宁市中医院，有幸与朱老共事。那时朱老政务、医务繁忙，但每周仍抽一定时间出门诊，并不时应邀进病房为危重疑难病人会诊。那时的他来去匆匆，不苟言笑，身边常有学生陪侍。望之俨然，令我辈肃然起敬，如此有十余年。

初识朱老，惊诧其容貌清瘦却精神矍铄。开始时以为是年老之故，直到有一天在一张摄于1952年的老照片上看到他时，才发现其清瘦也是几十年如一日。那时的他正值壮年，却也是黑边眼镜配以深色中山装，瘦得纯粹、脱俗。

朱老常年头带黑色尼布舌帽，鼻架一副黑色粗框眼镜，高颧骨、下巴略尖，牙齿虽齐全，两颊却向里瘪紧，形成刀砍斧削、线条分明之脸部轮廓。即使大夏天，上衣也是深色涤卡中山装，颈部风纪扣紧扣。上装尺寸明显大于身躯，微风中衣袂飘荡。走路姿势独特，圆口黑帮白底布鞋伴以小碎细步，上身略微前冲。右手拎一只老式黑色公文包，远远望去犹如李白诗所描，"天台一万八千丈，对此欲倒东南倾"，一副"巍巍然临风飘逸"态势。

多年后，我与朱老毗邻而居3年，同一幢楼不同扶梯，在联桥路中医院宿舍。他住3楼，我住5楼，印象中他总是走路上下班。我们均住了不到3年，估计楼高不方便，所以他搬回了上东街中医院旁的旧院子里。

新世纪后，我主持的一个中西医结合的临床科研课题需要评审，特地邀朱老做评审专家，老先生一口答应。那时他已年届八十，正高职称。有一天下午，他突然造访我的办公室并索要评审资料。我诚惶诚恐，忙不迭地说我给您送去好了。老先生不肯，还说既然答应做评审，就一定要认真看过全部资料，提出问题，有的放矢。那天我真傻，等他取走材料后才想起茶也不泡一杯，真是怠慢。

正式评审那天，朱老第一个到场。厚厚的结题报告上多处是密密麻麻的评点，手边还另附两张八开纸，写满了提问发言内容。时至今日，他那天的发言内容我已记不确切了，但他那认真负责的幼儿，连同那一口海盐腔，至今仍记得真真切切。两年后，我特地告诉朱老，我的课题获中医院第一个省厅科技进步三等奖。朱老欣喜有加，连声称赞后生可畏，其实那时我也已过不惑。我趁机提出要朱老收我做学生，朱老不应，但从此我碰到朱老必称朱老先生。

　　2006 年，我经人介绍加入农工党，成为海宁农工党的一分子，同年当选政协委员，自此与朱老先生接触频频。开会、外出、参观、考察，老先生劲头不减。活动闲暇时，见老先生从黑色包里拿出手机，有板有眼地跟人交流股市行情，买入、卖出、K 线走势……。不单是我，旁人也惊愕得不知今夕是何年。先生却平静地告诉我：小弄弄，已经十多年了，资深老股民。那年先生八十有二。

　　会议中的即兴发言也是老先生的一绝。2010 年，我初任农工党中医院主委，支部开会讨论中一时冷场，正尴尬着，突然听到后排老先生笃悠悠地开说了："吾来讲两句。"从一个小点开始，发散、发散。5 分钟、8 分钟，漫谈。10 分钟过去了，我想先生真是老了，扯远了，跑题了。忽然，从一个点悠悠然，了无痕迹回来了。回想一下，通篇还真切题。文散，神不散啊！事后向先生讨教，还是笃悠悠一句："当人大副举人时练的。"依旧海盐腔，"举人"与"主任"不分。

　　岁月不饶人，其实我还是看得出来，新千年开始，先生慢慢地衰弱了。先是相伴几十年的夫人罹患肺癌，那时常见先生在内科病房里陪伴夫人。夫人也是内科老中医，高龄肺癌，虽多次抢救，结局可想而知。老夫妻不曾生育，年轻时领养一女，从小抚养。养女高中时与我同校，高我一级，1987 年浙江医科大学毕业分配至宁波第一人民医院从医。女婿是同行，脑外科专家。女儿女婿虽孝，却无奈工作繁忙，两地相隔又远，来去匆匆，两边都不得安心。二老不忍心小辈过分辛苦，却也不肯过去同住。一家四医，仍不敌病魔，老夫人终撒手西去。办完丧事后，照料老夫人的保姆接着开始照料先生起居了。好在先生早年的入室弟子现都事业有成，从医院院长到各科负责人都有，不时照看一下先生。从那以后，先生空闲时便常跑中医院。

当年先生又获省政府颁发的"浙江名中医"称号，看到新分配来院的中医研究生尚属稚嫩，先生不顾八十多岁高龄，冯妇再作，每周带研究生一天，又坐起了门诊。一年以后，看着康复的病人和逐渐成长起来的学生，先生渐从丧妻之痛中走了出来。

3年前的一个秋天，风初起的下午，先生像往常一样倾身侧脚走在来医院的马路上。在离医院不到十几米的地方，一个骑着重磅自行车的农民从后面撞倒先生。倒地后先生竟还能在他人搀扶下站起来。"你走吧，我没事！"先生对肇事者说。到了医院拍了片才知道，是下肢股骨骨折了。那时肇事者已"黄鹤一去不复返了"。

自信，绝对的自信。选择保守治疗还是手术治疗时，先生选择手术。选择在海宁治疗还是在宁波治疗时，选择海宁中医院。选择本院医生主刀手术还是外请专家主刀时，选择本院医生。甚至术前各种手续均是自己办理。直到手术前一天才通知女儿、女婿。

麻醉、手术、复苏倒也顺利，大家也放了心。不到一周，看望先生的人络绎不绝。虽然医院对探访者设置了时间、人数的限制，但先生是重礼数的，对来访者均亲自答谢，并要大家放心。我与几位农工党中医院支部的同仁也探望了一次。到底是同行，先生对我们不假辞色："你们忙，去关心自己的病人去，我这里好好的。"我们也怕打扰先生，匆匆就回了。

记得是术后第7天，上午先生突感气急，拍片、CT、本院专家会诊，下午外请专家会诊，一致考虑骨折手术后肺梗死。那时先生还能说话，倒反过来安慰家属及同仁，并不肯转院。最后女儿、女婿医院的救护车到了，才转宁波去了。看着先生上救护车，并目送救护车开出医院的大门，我心里知道这意味着什么，并为奇迹发生而祈祷⋯⋯

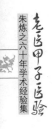

　　几天后的一个中午，正在值班的我突然接到院长电话，要我赶到急诊室。在急诊室走廊两旁看到很多同事，有的红着眼，有的靠着墙背对着走廊，肩膀一耸一耸，宁波牌照的救护车就停在走廊尽头。隐约中听到先生的女儿在跟人说，爸爸还能说话时关照过，不能死在宁波，所以是带了呼吸机回到海宁，其实在高速公路上已经"脱气"。说话间殡仪馆的车到了，我也算是帮着抬了一把担架……

　　记得前几年市科协委托我们医院调查海宁中医发展的历史和现状，医院把这个任务委托给我。我在图书馆里查到一本20世纪80年代出版的《历代海宁名中医录》，洋洋洒洒一本。内容从古代到民国止，白色封面，略显素净，封面底下赫然印着"编者朱炼之"。除了学术论文和政论性文稿，这是我看到先生唯一的著作。还记得最后一次与先生闲谈是在马路上，还是熟悉的海盐腔："孙举人吾看到《海宁日报》上说你在开肝脏手术了，真不错。"我告诉他是在专家指导下做的，先生说那也不错，眼中满是鼓励。我知道他每天看《海宁日报》，听海宁新闻，关注中医院，关注农工党，几十年如一日。

　　高山仰之，景行行之，虽不能至，心向往之；

　　高山苍苍，江水茫茫，先生之德，山高水长。

　　告别仪式前一天，我和中医院农工党同仁一起送了一个花圈。正式追悼会那天，我没有去，听说很隆重，我那时在手术室开刀，我想先生是知道的。

　　见与不见，你就在那里，在我的心里。

海宁市中医院普外、肛肠外科主任　孙　伟
2015.5.18

184